AF435109

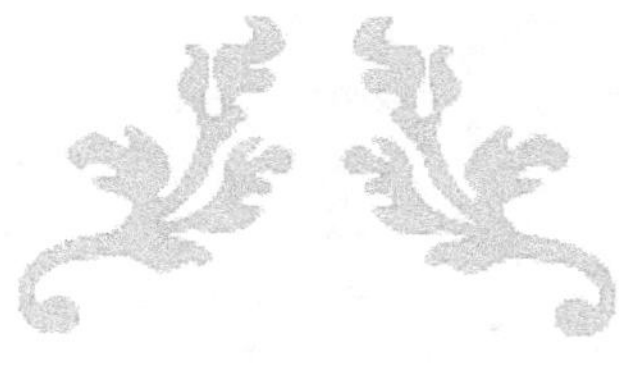

Dopamina para mi Cerebro

Cómo influye la dopamina en nuestra vida

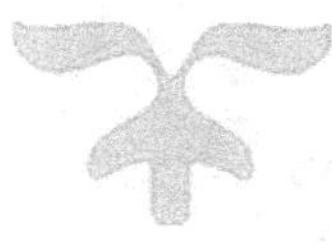

Pedro Agüero Vallejo

DEDICATORIA:

Para Ynocencia Fernández de Agüero,

Marlene Lioced, Jeffrey Bienvenido,

Pedro Joel Agüero.

Copyright

Copyright © 2023, Autor Pedro Agüero Vallejo. Todos los derechos reservados.

Este libro es una obra de no ficción basada en las experiencias y el conocimiento del autor. Se ha hecho todo lo posible para asegurar la precisión de la información presentada. Sin embargo, el autor y el editor no asumen ninguna responsabilidad por errores, omisiones o interpretaciones incorrectas de los contenidos del libro. Los lectores deben consultar a un profesional adecuado para sus necesidades individuales.

Tabla de contenido

Introducción

El cerebro humano es un órgano asombroso y complejo que desempeña un papel fundamental en nuestras vidas. Es responsable de nuestras emociones, pensamientos, comportamientos y decisiones. Y una de las sustancias clave que influye en su funcionamiento es la dopamina.

La dopamina, un neurotransmisor del sistema nervioso central, ha capturado la atención de científicos y expertos durante décadas debido a su impacto en nuestra vida diaria. Es conocida como "la molécula del deseo" y juega un papel crucial en la motivación, el placer, la toma de decisiones y muchas otras funciones esenciales.

En este libro, exploraremos en detalle cómo la dopamina influye en nuestra vida y cómo podemos entender y aprovechar su poder de manera consciente y positiva. Desde el funcionamiento básico de la dopamina en el cerebro hasta su relación con el amor, el éxito profesional, la toma de decisiones y otros aspectos clave de nuestra existencia, descubriremos cómo esta molécula tiene un impacto profundo en nuestra vida cotidiana.

En los primeros capítulos, nos sumergiremos en los fundamentos de la dopamina, explorando su función en el cerebro y su estrecha relación con la sensación de recompensa, la motivación y el aprendizaje. Comprenderemos cómo la dopamina impulsa nuestra búsqueda de nuevas experiencias y cómo puede influir tanto en nuestro bienestar como en nuestros comportamientos.

A medida que avanzamos en el libro, nos adentraremos en áreas específicas donde la dopamina juega un papel destacado. Exploraremos cómo esta molécula influye en el amor y las relaciones románticas, y cómo puede desencadenar comportamientos irracionales en este ámbito. También examinaremos su conexión con el éxito profesional, la toma de decisiones y la creatividad, descubriendo cómo puede impulsar nuestra ambición, nuestra capacidad de elegir y nuestro potencial creativo.

Pero no solo nos centraremos en los aspectos positivos de la dopamina. También abordaremos los desafíos y riesgos asociados con su influencia. Analizaremos cómo la dopamina puede conducir a adicciones y comportamientos compulsivos, y exploraremos estrategias para prevenir y tratar estas adicciones relacionadas con la dopamina.

A lo largo de este libro, nos esforzaremos por brindar una visión completa y equilibrada de la dopamina. Comprenderemos que su influencia puede ser tanto beneficiosa como desafiante, y que depende de nosotros cómo gestionar y aprovechar su poder. Buscaremos proporcionar herramientas y estrategias para cultivar una relación saludable con la dopamina y utilizarla como un recurso para nuestro crecimiento personal, nuestras relaciones y nuestro bienestar general.

En última instancia, esperamos que este libro sea una guía fascinante y esclarecedora sobre la dopamina y su impacto en nuestras vidas. Nuestro objetivo es ofrecer una visión comprensiva y práctica de cómo podemos comprender y utilizar conscientemente la influencia de la dopamina en nuestra vida diaria. A través del conocimiento y la sabiduría, podemos aprovechar al máximo este neurotransmisor y forjar una vida equilibrada, satisfactoria y llena de logros.

Así que acompáñanos en este viaje fascinante hacia el mundo de la dopamina y descubre cómo esta molécula puede influir en cada aspecto de nuestra existencia. ¡Prepárate para una exploración emocionante y enriquecedora del poder de la dopamina en tu cerebro y tu vida!

Capítulo 1:

Qué es la Dopamina

La dopamina, esa poderosa molécula presente en nuestro cerebro, ha desempeñado un papel fundamental en la supervivencia de nuestros ancestros y continúa moldeando nuestra conducta y experiencias en la actualidad. En este capítulo, exploraremos en detalle qué es la dopamina y cómo influye en nuestro cerebro y en nuestras vidas cotidianas.

Descubriremos su papel en la motivación, los impulsos y la búsqueda constante de nuevos estímulos, sentando las bases para comprender su revolucionario impacto en el amor, los negocios, la política y la religión. Prepárate para adentrarte en el fascinante mundo de la dopamina y descubrir cómo esta molécula del deseo ejerce una influencia transformadora en nuestra existencia.

Está asociada con la sensación de recompensa, motivación, placer y aprendizaje.

La dopamina está estrechamente asociada con la sensación de recompensa, motivación, placer y aprendizaje. Su liberación nos impulsa a buscar gratificación, nos motiva a alcanzar nuestras metas y nos ayuda a procesar y retener información de manera efectiva. Comprender el papel de la dopamina en estas funciones es esencial para entender cómo influye en nuestra vida diaria y en nuestros comportamientos, así como para aprovechar su potencial de manera positiva.

La dopamina, una sustancia química neurotransmisora presente en nuestro cerebro, está estrechamente asociada con la sensación de recompensa, motivación, placer y aprendizaje. Es considerada como la molécula del deseo, ya que desempeña un papel fundamental en nuestra búsqueda constante de gratificación y en la experiencia de placer que obtenemos de ella.

Cuando experimentamos algo gratificante o placentero, como disfrutar de una deliciosa comida, recibir elogios por nuestro trabajo o alcanzar una meta personal, se produce una liberación de dopamina en ciertas áreas clave del cerebro, como el sistema de recompensa. Esta liberación de dopamina genera una sensación de placer y bienestar, reforzando así nuestro comportamiento y motivándonos a repetir las acciones que nos llevaron a experimentar esa recompensa.

La dopamina también está implicada en nuestra motivación y en la búsqueda de metas. Cuando nos fijamos objetivos y nos esforzamos por alcanzarlos, la dopamina actúa como una especie de sistema de incentivos interno. A medida que avanzamos hacia nuestros objetivos y nos acercamos a ellos, se libera dopamina, lo que nos genera una sensación de satisfacción y nos impulsa a seguir perseverando y esforzándonos.

Además, la dopamina desempeña un papel crucial en el proceso de aprendizaje. Cuando experimentamos una situación nueva o nos encontramos con un estímulo novedoso, se produce una liberación de dopamina en el cerebro, lo que nos ayuda a prestar atención y a procesar esa información de manera más efectiva. Esta respuesta dopaminérgica favorece el aprendizaje y la formación de memorias, ya que nos incentiva a explorar, descubrir y asimilar nuevas experiencias.

La importancia de la dopamina en nuestra vida diaria.

La dopamina desempeña un papel de suma importancia en nuestra vida diaria, ya que tiene múltiples implicaciones en nuestro comportamiento, emociones y bienestar general. Esta sustancia neurotransmisora no solo está involucrada en los procesos de recompensa y motivación, sino que también juega un papel fundamental en diversas áreas de nuestra vida, desde nuestras relaciones interpersonales hasta nuestro desempeño laboral y nuestra capacidad de disfrutar de las actividades cotidianas.

Una de las principales funciones de la dopamina es su papel en el sistema de recompensa del cerebro. Cuando realizamos actividades placenteras, como comer algo delicioso, recibir un cumplido o cumplir una meta personal, se libera dopamina en nuestro cerebro, generando una sensación de satisfacción y bienestar. Esta respuesta de recompensa nos motiva a repetir dichas acciones, lo que nos impulsa a buscar experiencias gratificantes y a perseguir nuestros objetivos.

La dopamina también está estrechamente relacionada con nuestra motivación y nuestra capacidad de establecer metas y perseguirlas. Cuando tenemos un objetivo en mente, como avanzar en nuestra carrera profesional o llevar a cabo un proyecto personal, la dopamina actúa como un sistema de incentivos interno. A medida que nos acercamos a alcanzar nuestras metas, se libera dopamina, lo que nos proporciona una sensación de satisfacción y nos impulsa a seguir esforzándonos. Esta motivación nos ayuda a mantenernos enfocados, superar obstáculos y lograr el éxito en nuestras empresas.

Otro aspecto importante de la dopamina es su papel en nuestras emociones y estados de ánimo. Niveles adecuados de dopamina están asociados con sentimientos de alegría, entusiasmo y bienestar emocional. Por otro lado, desequilibrios en los niveles de dopamina se han relacionado con trastornos del estado de ánimo, como la depresión y la ansiedad.

Mantener un equilibrio saludable de dopamina es esencial para promover una buena salud mental y emocional.

Así que, reiteramos que la dopamina juega un papel muy importante en nuestra vida cotidiana, ya que como sustancia química neurotransmisora está involucrada en una amplia gama de funciones y procesos cognitivos, emocionales y conductuales. Su influencia se extiende a diferentes aspectos de nuestra existencia, y comprender su importancia nos permite comprender mejor nuestro propio comportamiento y bienestar.

En primer lugar, la dopamina está estrechamente asociada con la sensación de recompensa y placer. Cuando experimentamos algo gratificante, ya sea comer algo delicioso, lograr una meta personal o disfrutar de una actividad placentera, se libera dopamina en nuestro cerebro, lo que genera una sensación de satisfacción y bienestar. Esta sensación de recompensa nos motiva a buscar y repetir acciones que nos brinden ese placer, lo que puede ser fundamental en nuestra motivación diaria.

Además, la dopamina desempeña un papel crucial en nuestra motivación y en la búsqueda de metas. Cuando nos fijamos objetivos y nos esforzamos por alcanzarlos, la liberación de dopamina nos impulsa a perseverar y a seguir adelante. Actúa como un sistema de incentivos interno, reforzando nuestro comportamiento cuando nos acercamos a nuestras metas y generando una sensación de satisfacción cuando las alcanzamos. La dopamina, por lo tanto, tiene un impacto directo en nuestra capacidad para establecer metas, persistir en su consecución y experimentar una sensación de logro.

Breve explicación de qué es la dopamina y cómo afecta al cerebro.

La dopamina es una sustancia química neurotransmisora que se encuentra de forma natural en nuestro cerebro. Pertenece a la familia de las catecolaminas y desempeña un papel crucial en la comunicación entre las células nerviosas, conocidas como neuronas.

A nivel neuroquímico, la dopamina se produce en ciertas áreas del cerebro, como la sustancia negra y el área tegmental ventral, y se libera en el espacio sináptico, donde actúa como un mensajero químico. Una vez liberada, se une a los receptores de dopamina presentes en las neuronas receptoras, transmitiendo señales y desencadenando una serie de respuestas en el cerebro y el cuerpo.

La dopamina tiene múltiples efectos en el cerebro y afecta a una variedad de funciones y procesos. Uno de sus roles principales es estar asociada con la sensación de recompensa y placer. Cuando experimentamos algo gratificante, como saborear un delicioso alimento o recibir un cumplido, se libera dopamina en el sistema de recompensa del cerebro, generando una sensación de satisfacción y bienestar.

Además, la dopamina juega un papel fundamental en la motivación y la búsqueda de metas. La liberación de dopamina nos impulsa a perseguir objetivos y a realizar acciones que nos acerquen a ellos. Actúa como un sistema de incentivos interno, reforzando el comportamiento que nos lleva a obtener recompensas y generando una sensación de satisfacción cuando alcanzamos nuestras metas.

La dopamina también está involucrada en el aprendizaje y la memoria. Su liberación facilita la formación de conexiones sinápticas y contribuye a la consolidación de la información en el cerebro. De esta manera, la dopamina mejora nuestra capacidad para aprender, recordar y adaptarnos a nuevas situaciones.

No obstante, es importante destacar que un desequilibrio en los niveles de dopamina puede tener consecuencias negativas. Tanto una deficiencia como un exceso de dopamina pueden estar relacionados con diversos trastornos neuropsiquiátricos, como la enfermedad de Parkinson, la esquizofrenia y los trastornos adictivos.

La evolución de la dopamina en nuestros ancestros y su relevancia en la supervivencia.

La dopamina ha evolucionado como una herramienta clave en la supervivencia de nuestros ancestros. Su asociación con la sensación de recompensa, motivación y respuesta ante situaciones de peligro permitió a nuestros antepasados enfrentar los desafíos evolutivos y prosperar como especie. La importancia de la dopamina en la supervivencia se mantiene en la actualidad, influyendo en nuestro comportamiento, motivación y capacidad de adaptación.

La evolución de la dopamina en nuestros ancestros y su relevancia en la supervivencia es un tema fascinante que nos permite comprender cómo esta molécula ha desempeñado un papel fundamental en la adaptación y prosperidad de las especies a lo largo del tiempo.

Durante el proceso evolutivo, nuestros antepasados enfrentaron constantemente desafíos y situaciones que requerían respuestas rápidas y eficientes para garantizar su supervivencia. En este contexto, la dopamina emergió como un mecanismo clave en la regulación de comportamientos relacionados con la búsqueda de alimentos, el apareamiento y la evitación de peligros.

La dopamina proporcionó una ventaja evolutiva a nuestros ancestros al estar asociada con la sensación de recompensa y placer. En un entorno natural, la búsqueda de alimento y la reproducción son fundamentales para asegurar la supervivencia de una especie. La liberación de dopamina motivaba a nuestros ancestros a perseguir estas actividades, proporcionándoles una sensación de gratificación cuando alcanzaban sus objetivos. Aquellos individuos que mostraban una mayor motivación y persistencia en la búsqueda de alimentos y parejas tenían mayores posibilidades de sobrevivir y transmitir sus genes a las generaciones futuras.

Además, la dopamina también desempeñó un papel importante en la adaptación al entorno cambiante. Nuestros ancestros debían enfrentarse a amenazas y desafíos constantes, y la dopamina les brindaba la motivación necesaria para reaccionar de manera efectiva. Por ejemplo, en situaciones de peligro, la liberación de dopamina activaba respuestas de lucha o huida, permitiendo a nuestros antepasados enfrentar amenazas y aumentar sus posibilidades de supervivencia.

La relevancia de la dopamina en la supervivencia se refleja en la conservación de este sistema neuroquímico a lo largo de la evolución. Aunque las circunstancias y los entornos han cambiado drásticamente a lo largo del tiempo, la dopamina continúa desempeñando un papel fundamental en nuestra adaptación y supervivencia en la actualidad.

Capítulo 2:

Funciones y roles de la dopamina

Sumérgete en el fascinante mundo de la dopamina y descubre las múltiples funciones y roles que desempeña en nuestro cerebro y en nuestra vida diaria. En este capítulo, exploraremos en detalle cómo la dopamina afecta nuestras emociones, comportamientos y procesos cognitivos. Desde su influencia en la motivación y la sensación de recompensa hasta su papel en el aprendizaje y la toma de decisiones, desentrañaremos los misterios de esta poderosa molécula neurotransmisora.

Prepárate para adentrarte en las complejidades de la dopamina y comprender cómo su actividad influye en cada aspecto de nuestra existencia.

Descripción detallada de las funciones y roles que desempeña la dopamina en nuestro organismo.

La dopamina desempeña diversas funciones y roles en nuestro organismo. Desde la sensación de recompensa y placer hasta la motivación, el aprendizaje, la regulación del movimiento, el estado de ánimo y la atención, la dopamina tiene un impacto significativo en nuestra fisiología y comportamiento. Comprender estas funciones y roles nos permite apreciar la importancia de la dopamina en nuestra vida diaria y en nuestro bienestar general.

La dopamina desempeña una amplia variedad de funciones y roles en nuestro organismo, y su influencia se extiende a diferentes sistemas y procesos fisiológicos. A continuación, se presenta una descripción detallada de las principales funciones y roles que desempeña la dopamina:

Sistema de recompensa: La dopamina está estrechamente asociada con la sensación de recompensa y placer. Actúa como una señal de gratificación cuando experimentamos algo placentero, como comer alimentos sabrosos o participar en actividades gratificantes. Esta respuesta dopaminérgica refuerza el comportamiento que nos lleva a obtener recompensas, motivándonos a repetir esas acciones en el futuro.

El sistema de recompensa es una de las funciones más destacadas y estudiadas de la dopamina en nuestro organismo. Esta función desempeña un papel fundamental en nuestra capacidad para experimentar sensaciones de recompensa y placer, así como en la motivación y el refuerzo de comportamientos que nos llevan a obtener estas gratificaciones.

Cuando experimentamos algo placentero, como comer una comida deliciosa o participar en una actividad gratificante, se produce una liberación de dopamina en el cerebro. Esta liberación de dopamina actúa como una señal de gratificación y placer, generando una sensación de bienestar y satisfacción en nuestro organismo.

La dopamina actúa como una especie de sistema de recompensa interno, ya que refuerza y motiva los comportamientos que nos llevan a obtener recompensas. Cuando realizamos una acción que nos produce placer y se libera dopamina, nuestro cerebro asocia ese comportamiento con una experiencia gratificante. Como resultado, estamos motivados a repetir esas acciones en el futuro para experimentar nuevamente esa sensación de recompensa y placer.

Este proceso de refuerzo es fundamental en nuestro aprendizaje y en la formación de hábitos. A medida que repetimos comportamientos que generan una liberación de dopamina, nuestro cerebro establece conexiones sinápticas más fuertes, fortaleciendo así la asociación entre la acción y la recompensa. Esto facilita la formación de hábitos, ya que nuestro cerebro se motiva a seguir realizando esas acciones que nos brindan placer.

El sistema de recompensa dopaminérgico no solo se activa en respuesta a recompensas externas, como la comida o el sexo, sino también en respuesta a estímulos internos y cognitivos, como el cumplimiento de metas, logros personales o la resolución de problemas. Cada vez que alcanzamos una meta o cumplimos un objetivo, se produce una liberación de dopamina, generando una sensación de satisfacción y reforzando nuestra motivación para seguir avanzando y alcanzar nuevas metas.

Sin embargo, es importante tener en cuenta que el sistema de recompensa dopaminérgico también puede estar involucrado en el desarrollo de adicciones. Las sustancias adictivas, como las drogas, estimulan la liberación masiva de dopamina en el cerebro, generando una sensación intensa de placer y recompensa. Esta sobreestimulación del sistema de recompensa puede llevar a una búsqueda compulsiva de la sustancia adictiva, ya que el cerebro se vuelve altamente motivado a repetir el comportamiento que produce esa liberación de dopamina.

Motivación y búsqueda de metas: La dopamina juega un papel crucial en nuestra motivación y búsqueda de metas. La liberación de dopamina nos impulsa a establecer objetivos y nos proporciona la energía y el enfoque necesarios para perseguirlos. Actúa como un sistema de incentivos interno, reforzando el comportamiento que nos acerca a nuestras metas y generando una sensación de satisfacción cuando las alcanzamos.

La dopamina desempeña un papel crucial en nuestra motivación y búsqueda de metas. Actúa como un sistema de incentivos interno, proporcionándonos la energía y el enfoque necesarios para establecer objetivos y perseguirlos de manera persistente. La liberación de dopamina en respuesta a nuestro progreso y logros nos brinda una sensación de satisfacción y nos motiva a continuar avanzando hacia nuestras metas. Sin embargo, es importante mantener un equilibrio saludable en la búsqueda de metas y no dejar que la dopamina se convierta en el único impulsor de nuestra motivación.

La función de la dopamina en la motivación y búsqueda de metas es fundamental para nuestro impulso hacia el logro y el éxito personal. La dopamina actúa como un poderoso sistema de incentivos interno, proporcionándonos la energía y el enfoque necesarios para establecer objetivos y perseguirlos de manera persistente.

Cuando nos fijamos metas y nos comprometemos a alcanzarlas, la dopamina desempeña un papel crucial en nuestro impulso y motivación. La liberación de dopamina en el cerebro se produce cuando nos acercamos a nuestros objetivos, lo que nos genera una sensación de satisfacción y bienestar. Este refuerzo positivo nos anima a continuar persiguiendo nuestras metas, incluso cuando enfrentamos desafíos o obstáculos en el camino.

La dopamina nos brinda la energía necesaria para persistir en la consecución de nuestras metas a pesar de las dificultades. Nos impulsa a mantenernos enfocados y comprometidos, superando las distracciones y manteniendo la motivación a largo plazo. Esta función de la dopamina es especialmente relevante cuando nos enfrentamos a metas que requieren esfuerzo y sacrificio, ya que nos ayuda a mantenernos determinados y a superar los obstáculos que puedan surgir.

Además, la dopamina desempeña un papel en la anticipación y la planificación de metas. Cuando visualizamos y nos imaginamos alcanzando nuestras metas, se produce una liberación anticipada de dopamina, lo que nos motiva y nos impulsa a dar los pasos necesarios para convertir esas visiones en realidad. La dopamina nos ayuda a mantener una perspectiva a largo plazo y a establecer metas realistas y desafiantes.

Es importante destacar que la liberación de dopamina no solo se produce al alcanzar una meta, sino también en el camino hacia ella. Cada pequeño avance o logro parcial genera una liberación de dopamina, reforzando nuestro progreso y generando una sensación de satisfacción. Esta retroalimentación positiva nos motiva a seguir adelante y nos impulsa a continuar esforzándonos hacia nuestras metas.

Sin embargo, es necesario mantener un equilibrio en la liberación de dopamina y no caer en una búsqueda excesiva de logros. Un enfoque excesivo en la dopamina y la búsqueda constante de metas puede llevar al agotamiento y al desequilibrio en otras áreas de nuestra vida. Es fundamental encontrar un equilibrio saludable entre la motivación y la satisfacción en el proceso de búsqueda de metas.

Aprendizaje y memoria: La dopamina desempeña un papel fundamental en el aprendizaje y la formación de memorias. Facilita la consolidación de información y mejora nuestra capacidad para aprender y recordar nuevos conceptos y habilidades. La liberación de dopamina en el cerebro ayuda a fortalecer las conexiones sinápticas, lo que favorece la retención de la información a largo plazo.

Su liberación en respuesta a la novedad, la gratificación y el logro de metas facilita el proceso de aprendizaje y la consolidación de información. La dopamina fortalece las conexiones sinápticas y mejora la capacidad de retención de la información a largo plazo. Sin embargo, es importante mantener un equilibrio en los niveles de dopamina para garantizar un aprendizaje y una memoria saludables.

La función de la dopamina en el aprendizaje y la formación de memorias es esencial para nuestro proceso de adquisición de conocimientos y retención de información. La dopamina desempeña un papel fundamental en la consolidación de la información y mejora nuestra capacidad para aprender y recordar nuevos conceptos y habilidades.

Cuando nos encontramos con estímulos novedosos o experiencias gratificantes, se produce una liberación de dopamina en el cerebro. Esta liberación de dopamina actúa como un mecanismo de refuerzo positivo, facilitando el proceso de aprendizaje y la formación de memorias duraderas. La dopamina fortalece las conexiones sinápticas, que son las conexiones entre las neuronas, lo que favorece la retención de la información a largo plazo.

La liberación de dopamina en respuesta a la novedad y la gratificación nos ayuda a prestar atención y a procesar la información de manera más efectiva. La dopamina mejora nuestra capacidad para enfocarnos en la información relevante y filtrar las distracciones, lo que resulta en un aprendizaje más eficiente y efectivo.

Además, la dopamina también está involucrada en la motivación para aprender. Cuando experimentamos una liberación de dopamina asociada con el aprendizaje y el logro de metas, nuestro cerebro asocia el aprendizaje con una sensación de recompensa y placer. Esto nos motiva a buscar nuevas oportunidades de aprendizaje y a mantenernos comprometidos en el proceso educativo.

La dopamina también juega un papel en la plasticidad sináptica, que es la capacidad del cerebro para modificar y adaptar las conexiones entre las neuronas. La liberación de dopamina facilita la modificación de las sinapsis, fortaleciendo las conexiones relevantes y debilitando las menos importantes. Esta plasticidad sináptica es fundamental para el aprendizaje y la memoria, ya que nos permite almacenar y recuperar la información de manera eficiente.

Es importante destacar que un desequilibrio en los niveles de dopamina puede tener consecuencias negativas en el aprendizaje y la memoria. Tanto una deficiencia como un exceso de dopamina pueden afectar la capacidad de aprendizaje y la formación de memorias. Por ejemplo, en el caso de la enfermedad de Parkinson, donde hay una disminución en los niveles de dopamina, se puede observar una disfunción en el aprendizaje y la memoria.

Regulación del movimiento: La dopamina también desempeña un papel importante en la regulación del movimiento y la coordinación motora. En el sistema nervioso central, la dopamina participa en la comunicación entre las neuronas y en la modulación de la actividad neuronal relacionada con el control motor. Un desequilibrio en los niveles de dopamina puede estar asociado con trastornos del movimiento, como la enfermedad de Parkinson.

La función de la dopamina en la regulación del movimiento y la coordinación motora es de vital importancia para el correcto funcionamiento de nuestro sistema motor. La dopamina participa en la comunicación entre las neuronas y desempeña un papel fundamental en la modulación de la actividad neuronal relacionada con el control motor.

En el sistema nervioso central, la dopamina se produce en ciertas áreas clave, como la sustancia negra y el cuerpo estriado. Estas regiones están implicadas en la coordinación y ejecución de los movimientos voluntarios. La dopamina actúa como un neurotransmisor que transmite señales entre las neuronas involucradas en el control motor.

La dopamina desempeña un papel esencial en la regulación del movimiento a través de su interacción con el sistema de ganglios basales. Los ganglios basales son estructuras cerebrales que están involucradas en la planificación y ejecución de los movimientos. La dopamina actúa como un modulador de la actividad neuronal en los ganglios basales, influyendo en la coordinación y fluidez de los movimientos.

En particular, la dopamina juega un papel crítico en la regulación del equilibrio entre el sistema excitatorio y el sistema inhibitorio en los ganglios basales. Una adecuada cantidad de dopamina es necesaria para mantener el equilibrio y garantizar un control motor adecuado. Un desequilibrio en los niveles de dopamina puede alterar esta regulación y resultar en trastornos del movimiento.

Un ejemplo común de un trastorno del movimiento asociado con la disfunción de la dopamina es la enfermedad de Parkinson. En esta enfermedad neurodegenerativa, se produce una degeneración progresiva de las células que producen dopamina en la sustancia negra. La disminución de los niveles de dopamina en el cerebro afecta la comunicación entre las neuronas en los ganglios basales, lo que resulta en síntomas motores característicos como rigidez, temblor y bradicinesia (movimientos lentos y disminución de la amplitud de los movimientos).

Además de la enfermedad de Parkinson, otros trastornos del movimiento también pueden estar asociados con un desequilibrio en los niveles de dopamina. Por ejemplo, la discinesia tardía es un trastorno del movimiento que puede desarrollarse como resultado del uso prolongado de medicamentos que afectan los niveles de dopamina, como los antipsicóticos.

Regulación del estado de ánimo: La dopamina influye en nuestro estado de ánimo y bienestar emocional. Niveles adecuados de dopamina están asociados con emociones positivas, como la alegría y la satisfacción. Un desequilibrio en los niveles de dopamina puede estar relacionado con trastornos del estado de ánimo, como la depresión y la ansiedad.

La función de la dopamina en la regulación del estado de ánimo es crucial para nuestro bienestar emocional y equilibrio psicológico. La dopamina influye en nuestras emociones y está estrechamente relacionada con la experiencia de emociones positivas, como la alegría, la satisfacción y el bienestar general.

Niveles adecuados de dopamina están asociados con la capacidad de experimentar emociones positivas y disfrutar de las experiencias gratificantes de la vida. Cuando se produce una liberación de dopamina en el cerebro, nos sentimos motivados, alegres y satisfechos. Esta sensación de bienestar emocional contribuye a nuestro estado de ánimo positivo y nos brinda una perspectiva optimista de la vida.

La dopamina también desempeña un papel en la regulación de los circuitos emocionales en el cerebro. Actúa como un modulador de las emociones, influyendo en la forma en que percibimos y respondemos a los estímulos emocionales. Una cantidad adecuada de dopamina nos permite procesar y regular las emociones de manera efectiva, lo que contribuye a un estado de ánimo equilibrado.

Sin embargo, un desequilibrio en los niveles de dopamina puede estar relacionado con trastornos del estado de ánimo, como la depresión y la ansiedad. La depresión, por ejemplo, se asocia con una disminución en los niveles de dopamina en ciertas áreas del cerebro, lo que puede llevar a la falta de motivación, la anhedonia (incapacidad para experimentar placer) y sentimientos persistentes de tristeza y desesperanza.

Por otro lado, los niveles excesivamente altos de dopamina también pueden estar relacionados con trastornos del estado de ánimo, como el trastorno bipolar. En esta condición, los cambios bruscos en los niveles de dopamina pueden desencadenar episodios de euforia y manía, seguidos de períodos de depresión.

Es importante destacar que la dopamina interactúa con otros neurotransmisores y sistemas en el cerebro para regular el estado de ánimo de manera más completa. Por ejemplo, la serotonina, otro neurotransmisor clave, está involucrada en la regulación del estado de ánimo y también interactúa con la dopamina. Juntos, estos neurotransmisores desempeñan un papel integral en la regulación de las emociones y el estado de ánimo.

El entendimiento de la función de la dopamina en la regulación del estado de ánimo ha sido fundamental para el desarrollo de tratamientos farmacológicos para trastornos del estado de ánimo, como la depresión. Algunos antidepresivos actúan sobre los niveles de dopamina en el cerebro para restablecer un equilibrio adecuado y aliviar los síntomas depresivos.

Regulación de la atención y la concentración: La dopamina desempeña un papel importante en la regulación de la atención y la concentración. Niveles adecuados de dopamina ayudan a mantenernos alerta y enfocados en tareas específicas. Un déficit de dopamina puede dificultar la concentración y la capacidad de prestar atención.

La función de la dopamina en la regulación de la atención y la concentración es esencial para nuestra capacidad de enfocarnos y mantenernos alerta en tareas específicas. La dopamina desempeña un papel importante en la modulación de la actividad neuronal relacionada con estos procesos cognitivos.

Niveles adecuados de dopamina en el cerebro nos ayudan a mantenernos alerta y enfocados en una tarea determinada. La dopamina actúa como un modulador de la atención, permitiéndonos dirigir nuestra concentración hacia estímulos relevantes y filtrar las distracciones. Un equilibrio adecuado en los niveles de dopamina es esencial para una atención sostenida y una capacidad óptima de concentración.

La dopamina interviene en la comunicación entre las neuronas en áreas clave del cerebro asociadas con la atención, como la corteza prefrontal y el sistema límbico. Estas regiones están involucradas en la regulación de la atención y el control ejecutivo, que incluye procesos cognitivos como la planificación, la toma de decisiones y la inhibición de respuestas automáticas.

Un déficit de dopamina puede dificultar la capacidad de prestar atención y mantener la concentración. Esto puede manifestarse en dificultades para mantenerse enfocado en una tarea, distracción fácil, dificultad para cambiar el enfoque de atención y baja resistencia a la fatiga mental. En casos más graves, un déficit de dopamina puede estar asociado con trastornos del déficit de atención e hiperactividad (TDAH).

Por otro lado, un exceso de dopamina también puede afectar la atención y la concentración de manera negativa. Un aumento excesivo de la dopamina puede generar hiperactividad neuronal y dificultar la capacidad de enfocar la atención en una tarea específica. Esto puede ocurrir en condiciones como la esquizofrenia, donde se observa un exceso de dopamina en ciertas regiones del cerebro.

Además, la dopamina también está implicada en la motivación intrínseca y la recompensa asociada con la finalización de tareas. La liberación de dopamina en respuesta al logro de metas o la finalización exitosa de una tarea nos proporciona una sensación de satisfacción y refuerza nuestra motivación para continuar enfocados y comprometidos con la tarea.

El entendimiento de la función de la dopamina en la regulación de la atención y la concentración ha sido importante en el desarrollo de tratamientos para trastornos como el TDAH. Algunos medicamentos utilizados en el tratamiento del TDAH, como los estimulantes, actúan sobre los niveles de dopamina en el cerebro para mejorar la atención y la concentración.

El papel de la dopamina en la motivación y la búsqueda de recompensas.

La dopamina desempeña un papel crucial en la motivación y la búsqueda de recompensas en nuestras vidas. Esta molécula neurotransmisora está estrechamente relacionada con la sensación de gratificación y placer que experimentamos al obtener una recompensa, ya sea material, emocional o cognitiva.

Cuando nos encontramos en situaciones gratificantes o cuando anticipamos la obtención de una recompensa, se produce una liberación de dopamina en el cerebro. Esta liberación actúa como una señal de recompensa, generando una sensación de bienestar y motivación. La dopamina nos impulsa a buscar y perseguir recompensas, proporcionándonos la energía y el enfoque necesarios para alcanzar nuestros objetivos.

La motivación es un factor fundamental en nuestra capacidad para establecer metas, superar desafíos y lograr el éxito en diferentes aspectos de nuestra vida. La dopamina juega un papel crucial en la motivación, ya que actúa como un sistema de incentivos interno. Cuando experimentamos una liberación de dopamina en respuesta a una recompensa, nuestro cerebro asocia ese comportamiento o situación con una experiencia gratificante. Como resultado, nos sentimos motivados a repetir esas acciones en el futuro para experimentar nuevamente esa sensación de recompensa y placer.

La dopamina también desempeña un papel en la anticipación de la recompensa. Cuando visualizamos o anticipamos la obtención de una recompensa, se produce una liberación anticipada de dopamina en el cerebro. Esta anticipación genera una motivación adicional para perseguir y alcanzar la recompensa deseada. La dopamina nos impulsa a establecer metas, a enfocarnos en el logro de esas metas y a perseverar en nuestra búsqueda a pesar de los obstáculos que puedan surgir en el camino.

Es importante destacar que el sistema de recompensa dopaminérgico no solo se activa en respuesta a recompensas externas tangibles, como el dinero o el reconocimiento, sino también en respuesta a recompensas internas y emocionales, como la sensación de logro, el cumplimiento de metas personales o el desarrollo de habilidades. Cada vez que alcanzamos una meta, cumplimos un objetivo o experimentamos un éxito, se produce una liberación de dopamina, generando una sensación de satisfacción y refuerzo positivo.

Sin embargo, es necesario tener en cuenta que la búsqueda constante de recompensas y una sobreestimulación del sistema de recompensa dopaminérgico pueden llevar a comportamientos adictivos. Las adicciones, ya sea a sustancias o comportamientos, están relacionadas con una sobreestimulación del sistema de recompensa, que conduce a una búsqueda compulsiva de gratificación y placer. En estos casos, la dopamina juega un papel importante en el ciclo de recompensa y refuerzo que alimenta la adicción.

Cómo la dopamina influye en nuestras emociones y comportamientos.

La dopamina influye de manera significativa en nuestras emociones y comportamientos, desempeñando un papel clave en la regulación de nuestro estado de ánimo, la motivación y la toma de decisiones. Esta molécula neurotransmisora está estrechamente relacionada con la generación de emociones, la respuesta al estrés y la modulación de nuestras conductas.

En relación con nuestras emociones, la dopamina desempeña un papel fundamental en la experiencia de emociones positivas como la alegría, el placer y la satisfacción. La liberación de dopamina en el cerebro se asocia con sensaciones de recompensa y bienestar, generando un estado de ánimo positivo. Por otro lado, la disminución de los niveles de dopamina puede estar relacionada con emociones negativas como la tristeza, la apatía y la falta de motivación.

La dopamina también influye en nuestros comportamientos, especialmente en lo que respecta a la motivación y la toma de decisiones. La liberación de dopamina en respuesta a la obtención de recompensas refuerza los comportamientos que nos acercan a nuestras metas y nos brindan gratificación. La dopamina nos impulsa a buscar recompensas y nos proporciona la energía y el enfoque necesarios para lograr nuestros objetivos.

Además, la dopamina juega un papel importante en la toma de decisiones, ya que está involucrada en la evaluación y comparación de las opciones disponibles.

Niveles adecuados de dopamina nos ayudan a evaluar las recompensas potenciales de diferentes opciones y a seleccionar la que consideramos más gratificante. Esta influencia de la dopamina en la toma de decisiones puede afectar tanto a decisiones simples de la vida cotidiana como a decisiones más complejas relacionadas con metas a largo plazo.

La dopamina también está implicada en la regulación del estrés y la respuesta emocional ante situaciones desafiantes. Niveles adecuados de dopamina pueden ayudar a mitigar el impacto negativo del estrés, brindando una mayor resiliencia emocional y una mejor capacidad para hacer frente a las adversidades. Por otro lado, un desequilibrio en los niveles de dopamina puede contribuir a trastornos relacionados con el estrés, como la ansiedad y la depresión.

Es importante destacar que la dopamina interactúa con otros sistemas y neurotransmisores en el cerebro para modular nuestras emociones y comportamientos de manera más completa. Por ejemplo, la serotonina y la noradrenalina también desempeñan un papel en la regulación del estado de ánimo y pueden interactuar con la dopamina para influir en nuestras respuestas emocionales.

Capítulo 3:

Dopamina y adicciones

Explicamos en detalle la relación entre la dopamina y las adicciones, adentrándonos en cómo esta molécula neurotransmisora desempeña un papel fundamental en el desarrollo y mantenimiento de comportamientos adictivos. Descubriremos cómo la dopamina influye en el circuito de recompensa del cerebro y cómo los desequilibrios en sus niveles pueden desencadenar y perpetuar las adicciones.

Explicación de cómo la dopamina está relacionada con el desarrollo de adicciones.

La relación entre la dopamina y el desarrollo de adicciones es un tema de gran interés e investigación en el campo de la neurociencia. La dopamina, como neurotransmisor clave, desempeña un papel fundamental en el circuito de recompensa del cerebro y está estrechamente relacionada con los procesos de adicción.

Para comprender cómo la dopamina está relacionada con el desarrollo de adicciones, es importante tener en cuenta cómo funciona el sistema de recompensa en el cerebro. Este sistema es responsable de generar sensaciones de gratificación y placer cuando experimentamos recompensas, ya sean naturales (como la comida y el sexo) o relacionadas con el uso de sustancias adictivas.

Cuando nos exponemos a una recompensa, ya sea una sustancia adictiva o cualquier otro estímulo gratificante, se produce una liberación de dopamina en ciertas áreas del cerebro, como el núcleo accumbens. Esta liberación de dopamina genera una sensación de placer y gratificación, lo que refuerza el comportamiento asociado con la obtención de la recompensa.

En el caso de las sustancias adictivas, como el alcohol o las drogas, estas tienen la capacidad de estimular de manera directa o indirecta la liberación de dopamina en el cerebro. Por ejemplo, las drogas estimulantes como la cocaína o la metanfetamina aumentan la disponibilidad de dopamina en las sinapsis, mientras que las drogas depresoras como el alcohol o los opioides pueden inhibir la actividad de las neuronas que regulan la liberación de dopamina.

La liberación de dopamina en respuesta al uso de sustancias adictivas genera una sensación intensa de gratificación y recompensa, que es percibida por el individuo como un efecto placentero. Esta sensación de placer crea una asociación entre el consumo de la sustancia y la gratificación, lo que refuerza el comportamiento y aumenta la probabilidad de repetirlo en el futuro.

A medida que el uso de la sustancia adictiva se repite, se produce una adaptación del sistema de recompensa. El cerebro comienza a regular la liberación de dopamina, disminuyendo su respuesta a la sustancia adictiva. Esto se conoce como tolerancia, lo que significa que se necesita una mayor cantidad de la sustancia para obtener la misma sensación de gratificación que se experimentó inicialmente.

Además, con el tiempo, la exposición repetida a la sustancia adictiva puede llevar a cambios neuroadaptativos en el cerebro. Estos cambios pueden afectar los circuitos de recompensa y otros sistemas neurotransmisores, alterando la capacidad del cerebro para experimentar placer con estímulos naturales y generando una mayor sensibilidad a los efectos de la sustancia adictiva. Este fenómeno se conoce como sensibilización y puede contribuir a la intensificación de la adicción.

Es importante destacar que la dopamina no es la única sustancia implicada en el desarrollo de adicciones. Otros neurotransmisores, como la serotonina, el glutamato y el sistema endocannabinoide, también juegan un papel importante en los procesos de recompensa y adicción. Estos sistemas interactúan entre sí y con la dopamina para regular el circuito de recompensa y los mecanismos de adicción.

La comprensión de la relación entre la dopamina y el desarrollo de adicciones ha sido fundamental para el desarrollo de enfoques terapéuticos. Por ejemplo, los medicamentos utilizados para tratar la adicción a menudo se dirigen a los sistemas dopaminérgicos, con el objetivo de normalizar los niveles de dopamina y reducir los síntomas de abstinencia y los impulsos compulsivos. Además, la terapia cognitivo-conductual y otros enfoques psicoterapéuticos pueden ayudar a los individuos a identificar y cambiar los patrones de pensamiento y comportamiento asociados con la adicción.

Los efectos de las drogas y otras sustancias en la liberación de dopamina.

Las drogas y otras sustancias pueden tener efectos significativos en la liberación de dopamina en el cerebro. Las drogas estimulantes pueden aumentar la disponibilidad de dopamina, generando una euforia intensa, mientras que las drogas depresoras pueden inhibir la actividad neuronal reguladora de la dopamina, generando sensaciones de relajación y analgesia. El uso repetido de drogas puede llevar a cambios neuroadaptativos en el cerebro, alterando la sensibilidad de los receptores de dopamina y la capacidad de experimentar placer sin su consumo. Comprender cómo las drogas y las sustancias influyen en la liberación de dopamina es fundamental para comprender los efectos adictivos que producen y desarrollar enfoques terapéuticos efectivos para tratar los trastornos de adicción.

Las drogas y otras sustancias tienen efectos significativos en la liberación de dopamina en el cerebro, lo que contribuye a los efectos placenteros y adictivos que producen. Estos efectos varían según el tipo de sustancia y la forma en que interactúa con los sistemas de neurotransmisores en el cerebro.

En primer lugar, las drogas estimulantes como la cocaína, la metanfetamina y las anfetaminas actúan aumentando la disponibilidad de dopamina en las sinapsis cerebrales. Estas drogas interfieren con los mecanismos normales de recaptación de dopamina, lo que resulta en una acumulación de dopamina en el espacio sináptico y una mayor estimulación de los receptores de dopamina. Como resultado, se produce una liberación excesiva de dopamina, generando una sensación intensa de euforia y aumento de la energía.

Por otro lado, las drogas depresoras como el alcohol, los opioides y los sedantes actúan inhibiendo la actividad de las neuronas que regulan la liberación de dopamina. Estas drogas actúan sobre los sistemas de neurotransmisores GABAérgicos, que son responsables de inhibir la actividad neuronal.

Al reducir la inhibición de las neuronas reguladoras de la dopamina, se produce una liberación aumentada de dopamina en el cerebro, lo que genera sensaciones de relajación, euforia y analgesia.

Además, algunas drogas actúan directamente sobre los receptores de dopamina, estimulándolos o imitando su acción. Por ejemplo, la nicotina, presente en los productos del tabaco, actúa sobre los receptores de dopamina en el cerebro, lo que resulta en una liberación de dopamina y una sensación de placer y recompensa. Del mismo modo, la marihuana contiene cannabinoides que actúan sobre los receptores de cannabinoides en el cerebro, incluidos aquellos ubicados en las regiones de liberación de dopamina, lo que puede aumentar la liberación de dopamina y generar efectos de euforia y relajación.

Es importante tener en cuenta que el uso repetido y crónico de drogas puede tener consecuencias a largo plazo en la liberación de dopamina. La exposición continua a sustancias adictivas puede llevar a una desregulación del sistema de recompensa y cambios neuroadaptativos en el cerebro. Estos cambios pueden alterar la sensibilidad de los receptores de dopamina y la capacidad del cerebro para experimentar placer con estímulos naturales. Como resultado, se puede desarrollar una mayor dependencia de las drogas y una disminución de la capacidad de experimentar placer y gratificación sin su consumo.

Además de las drogas, otras sustancias también pueden influir en la liberación de dopamina en el cerebro. Por ejemplo, la cafeína, presente en el café y otras bebidas estimulantes, bloquea los receptores de adenosina en el cerebro, lo que puede aumentar la liberación de dopamina y generar una sensación de energía y alerta. De manera similar, algunos alimentos y sabores agradables también pueden desencadenar la liberación de dopamina, lo que contribuye a la sensación de placer asociada con la comida.

Cómo prevenir y tratar las adicciones relacionadas con la dopamina.

La prevención y el tratamiento de las adicciones relacionadas con la dopamina son fundamentales para abordar y superar los desafíos que estas condiciones plantean. Para lograrlo, es necesario adoptar un enfoque integral que aborde tanto los aspectos biológicos como los psicológicos y sociales de la adicción.

La prevención juega un papel crucial en la reducción de las adicciones relacionadas con la dopamina. Es importante proporcionar educación temprana y precisa sobre los efectos del consumo de drogas y otras sustancias adictivas en el cerebro y en el sistema de recompensa dopaminérgico. Esta educación debe incluir información sobre los riesgos asociados con el consumo de sustancias, así como estrategias de afrontamiento saludables y habilidades de resistencia a la presión de grupo.

Además, es esencial promover estilos de vida saludables y alternativas positivas al consumo de sustancias. Fomentar actividades recreativas, deportivas, artísticas y sociales puede ayudar a las personas a encontrar satisfacción y gratificación en otras áreas de sus vidas, reduciendo así la necesidad de buscar recompensas a través de sustancias adictivas. La promoción de entornos seguros, familiares y comunitarios también es importante, ya que estos factores pueden actuar como protectores frente al desarrollo de adicciones.

El apoyo emocional y social desempeña un papel vital tanto en la prevención como en el tratamiento de las adicciones relacionadas con la dopamina. Fomentar la comunicación abierta y el apoyo mutuo en las familias y en las comunidades puede fortalecer los vínculos afectivos y proporcionar un entorno de apoyo que ayude a las personas a enfrentar los desafíos y las presiones asociadas con el consumo de sustancias. La participación en actividades grupales, como grupos de apoyo o terapia familiar, también puede brindar un espacio seguro para compartir experiencias, recibir apoyo y aprender estrategias efectivas de afrontamiento.

En cuanto al tratamiento de las adicciones relacionadas con la dopamina, existen diferentes enfoques que pueden ser efectivos. La terapia cognitivo-conductual (TCC) es una de las terapias más utilizadas y ha demostrado ser eficaz en el tratamiento de las adicciones. La TCC se enfoca en identificar y cambiar los patrones de pensamiento y comportamiento disfuncionales que sustentan la adicción. A través de esta terapia, las personas pueden aprender a reconocer las situaciones desencadenantes y a desarrollar habilidades de afrontamiento saludables para resistir los impulsos y evitar la recaída.

La terapia de grupo también es un enfoque valioso, ya que permite a las personas compartir sus experiencias y recibir apoyo de otras personas que se encuentran en situaciones similares. Esta modalidad terapéutica puede proporcionar un sentido de pertenencia y comprensión, y también fomenta la responsabilidad y la rendición de cuentas mutua.

En algunos casos, el uso de medicación puede ser apropiado como parte del tratamiento de las adicciones relacionadas con la dopamina. Algunos medicamentos, como los agonistas de la dopamina, pueden ayudar a reducir los síntomas de abstinencia y los fuertes deseos de consumo al regular los niveles de dopamina en el cerebro. Sin embargo, el uso de medicamentos debe ser supervisado y administrado por profesionales de la salud especializados en el tratamiento de adicciones.

Además de los enfoques terapéuticos, es fundamental proporcionar apoyo continuo y seguimiento a las personas en proceso de recuperación. Esto implica la creación de redes de apoyo, la promoción de actividades de autocuidado y el acceso a servicios de atención médica y salud mental. También es importante abordar y tratar cualquier trastorno de salud mental subyacente que pueda contribuir a la adicción.

Capítulo 4:

Dopamina y el amor

En el Capítulo 4 exploramos el fascinante vínculo entre la dopamina y el amor, adentrándonos en cómo esta molécula neurotransmisora influye en nuestras emociones románticas, los procesos de atracción y apego, y cómo puede afectar nuestras relaciones y comportamientos en el ámbito amoroso. Descubriremos cómo la dopamina desempeña un papel crucial en la experiencia del amor y cómo sus mecanismos pueden ser tanto impulsadores como desafiantes en nuestras relaciones afectivas.

El papel de la dopamina en el enamoramiento y las relaciones románticas.

La prevención y el tratamiento de las adicciones relacionadas con la dopamina son fundamentales para abordar y superar los desafíos que estas condiciones plantean. Para prevenir y tratar eficazmente las adicciones, es importante adoptar un enfoque integral que aborde tanto los aspectos biológicos como los psicológicos y sociales de la adicción.

En términos de prevención, es crucial educar a las personas sobre los riesgos asociados con el uso de sustancias adictivas y promover estilos de vida saludables. Esto incluye proporcionar información precisa sobre los efectos de las drogas en el cerebro y en el sistema de recompensa dopaminérgico, así como desarrollar habilidades de resistencia y toma de decisiones informadas. La prevención también implica fomentar entornos protectores, como entornos familiares y comunitarios estables, donde las personas se sientan apoyadas y tengan acceso a oportunidades saludables.

En el tratamiento de las adicciones relacionadas con la dopamina, existen diversos enfoques que pueden ser efectivos. Uno de ellos es la terapia cognitivo-conductual (TCC), que se centra en identificar y cambiar los patrones de pensamiento y comportamiento que sustentan la adicción. La TCC ayuda a las personas a desarrollar habilidades para resistir los impulsos, manejar el estrés y enfrentar situaciones desencadenantes de consumo de drogas. También puede abordar los factores subyacentes que contribuyen a la adicción, como la depresión, la ansiedad u otros trastornos de salud mental.

Otro enfoque terapéutico efectivo es la terapia de grupo o terapia familiar. Estas modalidades terapéuticas brindan un espacio de apoyo y comprensión, donde las personas pueden compartir sus experiencias y recibir el respaldo de otros que se encuentran en situaciones similares. La terapia familiar también puede ser beneficiosa para abordar dinámicas familiares disfuncionales que puedan estar contribuyendo a la adicción.

En algunos casos, la medicación puede ser utilizada como parte del tratamiento de las adicciones relacionadas con la dopamina. Los medicamentos pueden ayudar a normalizar los niveles de dopamina en el cerebro, reducir los síntomas de abstinencia y disminuir los impulsos compulsivos. Sin embargo, es importante tener en cuenta que el uso de medicamentos debe ser cuidadosamente evaluado y supervisado por profesionales de la salud especializados.

Además de estos enfoques, es esencial proporcionar apoyo continuo y seguimiento a las personas en proceso de recuperación. Esto puede incluir programas de apoyo mutuo, como Alcohólicos Anónimos o Narcóticos Anónimos, donde los individuos pueden compartir sus experiencias y recibir el apoyo de otros en recuperación. También es importante brindar servicios de atención médica y salud mental integrales para abordar cualquier problema de salud subyacente y promover la salud y el bienestar en general.

La prevención y el tratamiento de las adicciones relacionadas con la dopamina también requieren una atención especial a los factores de riesgo y protección. Los factores de riesgo pueden incluir el entorno social, la disponibilidad de drogas, el acceso limitado a oportunidades saludables y la presencia de trastornos de salud mental. Por otro lado, los factores de protección pueden incluir el apoyo social, la educación adecuada, la participación en actividades positivas y el acceso a recursos de tratamiento.

Es importante destacar que la prevención y el tratamiento de las adicciones relacionadas con la dopamina deben abordarse desde una perspectiva multidisciplinaria. Esto implica la colaboración de profesionales de la salud, trabajadores sociales, educadores y miembros de la comunidad. Además, es fundamental promover políticas y programas que fomenten la prevención, el acceso a servicios de tratamiento y la reducción del estigma asociado a las adicciones.

Cómo la dopamina afecta la atracción, la pasión y la vinculación emocional.

La dopamina, un neurotransmisor clave en el sistema de recompensa del cerebro, desempeña un papel fundamental en la atracción, la pasión y la vinculación emocional en las relaciones humanas. Esta molécula neurotransmisora está estrechamente relacionada con las experiencias emocionales intensas y los sentimientos asociados con el enamoramiento y las relaciones románticas.

En las etapas iniciales de una relación romántica, la dopamina juega un papel crucial en la atracción y la pasión. Cuando nos sentimos atraídos por alguien, experimentamos una liberación de dopamina en áreas clave del cerebro, como el núcleo accumbens y el área tegmental ventral. Esta liberación de dopamina genera una sensación de bienestar, euforia y placer en respuesta a la presencia o incluso solo al pensamiento de la persona amada.

La dopamina también está involucrada en la generación de comportamientos de búsqueda y recompensa en el contexto de la atracción y la pasión. Los niveles elevados de dopamina pueden aumentar la motivación y la energía para perseguir y conquistar a la persona amada. Además, la liberación de dopamina puede generar un estado de atención y concentración intensos en la persona amada, lo que lleva a un pensamiento constante y una mayor sensibilidad a los estímulos asociados con ella.

Asimismo, la dopamina también influye en la formación de la vinculación emocional en las relaciones. A medida que la relación evoluciona y se profundiza, la dopamina continúa desempeñando un papel importante en el fortalecimiento de los lazos emocionales. La presencia de la persona amada y las experiencias compartidas desencadenan la liberación de dopamina, generando sensaciones de satisfacción y apego. Estas respuestas dopaminérgicas contribuyen a la formación de la vinculación emocional y al sentimiento de conexión profunda con la pareja.

Sin embargo, es importante destacar que la dopamina no es el único neurotransmisor involucrado en la atracción, la pasión y la vinculación emocional. Otros neurotransmisores, como la oxitocina y la vasopresina, también desempeñan un papel importante en la formación de lazos emocionales y el compromiso en las relaciones románticas. Estos neurotransmisores, combinados con la dopamina, contribuyen a la complejidad de las emociones y comportamientos asociados con el amor romántico.

La dopamina también puede influir en los desafíos y las dificultades que pueden surgir en las relaciones románticas. Los niveles elevados de dopamina en las etapas iniciales del enamoramiento pueden llevar a la idealización de la persona amada y a una visión sesgada de la relación. Esto puede generar expectativas poco realistas y dificultar la adaptación a los aspectos menos idílicos de la pareja o de la relación.

Además, la dopamina puede desempeñar un papel en la búsqueda de novedad y la atracción hacia otras personas fuera de la relación establecida. La dopamina está relacionada con la motivación para buscar nuevas experiencias y recompensas, lo que puede generar desafíos en las relaciones a largo plazo y la tentación de buscar emociones intensas en otros contextos.

En términos de tratamiento y manejo de las emociones relacionadas con la atracción, la pasión y la vinculación emocional, es importante tener en cuenta que la dopamina es solo una parte del complejo entramado de neurotransmisores y emociones involucrados en las relaciones románticas. El equilibrio y la gestión adecuada de los sentimientos y las expectativas son fundamentales para mantener una relación saludable.

El autoconocimiento, la comunicación abierta y honesta, y la comprensión mutua son elementos clave para abordar los desafíos y las dificultades que pueden surgir en las relaciones románticas. Trabajar en el fortalecimiento de la comunicación, la empatía y la resolución constructiva de conflictos puede ayudar a mantener una conexión emocional sólida y duradera.

La dopamina como desencadenante de comportamientos irracionales en el amor.

La dopamina puede desencadenar comportamientos irracionales en el amor romántico debido a su influencia en la idealización, la toma de decisiones impulsivas, la percepción sesgada de la realidad y la falta de objetividad. Reconocer y comprender la influencia de la dopamina en nuestros comportamientos nos permite cultivar una mayor conciencia y buscar un equilibrio entre la emoción y la lógica. Desarrollar habilidades de comunicación efectiva y autorreflexión puede ayudarnos a abordar los desafíos en las relaciones amorosas de manera más constructiva y saludable.

La dopamina, un neurotransmisor clave en el sistema de recompensa del cerebro, desempeña un papel importante en el amor romántico y puede influir en nuestros comportamientos de manera significativa. Si bien el amor puede ser una experiencia maravillosa y enriquecedora, también puede llevarnos a comportamientos irracionales y decisiones que no siempre son lógicas o racionales. La liberación de dopamina durante el enamoramiento puede desencadenar una serie de respuestas emocionales intensas que pueden influir en nuestras acciones.

Cuando nos enamoramos, experimentamos una liberación masiva de dopamina en áreas clave del cerebro, como el núcleo accumbens y el área tegmental ventral. Esta liberación de dopamina genera una sensación de bienestar, euforia y placer intenso en respuesta a la presencia o incluso solo al pensamiento de la persona amada. Esta recompensa y gratificación experimentadas con la dopamina pueden desencadenar comportamientos irracionales en el amor.

Uno de los comportamientos irracionales más comunes es la idealización de la persona amada. Bajo la influencia de la dopamina, tendemos a percibir a la persona amada de manera exagerada y a atribuirle cualidades y características casi perfectas. Este fenómeno, conocido como "amor ciego", puede hacer que minimicemos o ignoremos las imperfecciones y los problemas en la relación. Nos centramos en los aspectos positivos y nos negamos a ver los posibles inconvenientes o diferencias.

La dopamina también puede influir en la toma de decisiones y en la evaluación de riesgos en el contexto del amor romántico. Bajo su influencia, podemos tomar decisiones impulsivas y arriesgadas, sin considerar las consecuencias a largo plazo. Nos dejamos llevar por la emoción y la pasión del momento, sin reflexionar sobre las implicaciones futuras. Esto puede llevar a comportamientos impulsivos, como dejarse llevar por una relación sin tener en cuenta las consecuencias o involucrarse en situaciones emocionalmente volátiles.

Además, la dopamina puede afectar nuestra capacidad de juicio y nuestra objetividad en las relaciones amorosas. En lugar de tomar decisiones basadas en una evaluación racional y equilibrada, podemos actuar en función de nuestras emociones intensas y el deseo de mantener la conexión emocional con la persona amada. Esto puede llevar a la adopción de comportamientos irracionales, como la aceptación de comportamientos perjudiciales o el apego a relaciones tóxicas debido a la gratificación emocional momentánea.

La dopamina también puede influir en nuestra percepción de la realidad en el contexto del amor romántico. Bajo su influencia, podemos interpretar las señales y las acciones de la persona amada de manera sesgada y distorsionada. Podemos sobrevalorar pequeños gestos de afecto o interpretar mal las intenciones de la otra persona. Esto puede llevar a malentendidos y conflictos innecesarios en la relación.

Es importante destacar que la influencia de la dopamina en los comportamientos irracionales en el amor no significa que todas las acciones impulsadas por la dopamina sean perjudiciales o negativas. La dopamina desempeña un papel fundamental en la experiencia del amor romántico y puede generar sentimientos de felicidad, pasión y conexión emocional. Sin embargo, es fundamental equilibrar la influencia de la dopamina con el razonamiento lógico y la toma de decisiones reflexiva.

Para contrarrestar los efectos negativos de los comportamientos irracionales en el amor, es importante cultivar la conciencia emocional y la autorreflexión. Ser conscientes de nuestros propios patrones de pensamiento y comportamiento nos permite cuestionar nuestras respuestas emocionales y evaluarlas de manera más objetiva. También es útil buscar el apoyo y la perspectiva de personas de confianza que puedan ofrecer una visión más equilibrada y objetiva de la situación.

Además, desarrollar habilidades de comunicación efectiva y resolución de conflictos puede ayudar a abordar los desafíos en las relaciones románticas de manera más constructiva. La comunicación abierta y honesta nos permite expresar nuestras necesidades y preocupaciones de manera clara, evitando malentendidos y conflictos innecesarios. La búsqueda de un equilibrio entre la emoción y la lógica puede ayudarnos a tomar decisiones más informadas y racionales en el contexto del amor romántico.

Capítulo 5:

Dopamina y el éxito profesional

En este capítulo estudiamos la relación entre la dopamina y el éxito profesional. Examinaremos cómo este neurotransmisor influye en nuestra motivación, enfoque y capacidad para alcanzar nuestras metas en el ámbito laboral. Descubriremos cómo la dopamina puede ser un impulsor poderoso en la búsqueda del éxito, pero también cómo su influencia puede presentar desafíos y riesgos en nuestra vida profesional.

Exploraremos las dinámicas de la dopamina en el contexto del trabajo y cómo comprender y gestionar este neurotransmisor puede ayudarnos a alcanzar nuestro potencial máximo en nuestras carreras.

Cómo la dopamina impulsa la ambición y la búsqueda de logros en el ámbito laboral.

La dopamina, un neurotransmisor clave en el sistema de recompensa del cerebro, desempeña un papel fundamental en la ambición y la búsqueda de logros en el ámbito laboral. Este neurotransmisor está estrechamente relacionado con la motivación, la satisfacción y el impulso de superación personal, lo que nos impulsa a establecer metas ambiciosas y nos proporciona la energía y el enfoque necesarios para alcanzarlas.

Cuando nos enfrentamos a desafíos profesionales y nos fijamos metas, la liberación de dopamina en el cerebro juega un papel crucial en nuestra respuesta motivacional. La dopamina actúa como un sistema de incentivos interno, reforzando el comportamiento que nos acerca a nuestras metas y generando una sensación de satisfacción cuando las alcanzamos. Esta sensación de gratificación y logro está estrechamente asociada con la liberación de dopamina en áreas clave del cerebro, como el núcleo accumbens.

La dopamina no solo nos impulsa a establecer metas, sino que también influye en nuestra perseverancia y determinación para alcanzarlas. Cuando estamos motivados y enfocados en nuestros objetivos, la liberación de dopamina aumenta nuestra atención y concentración, lo que nos permite superar obstáculos y mantener el rumbo hacia el éxito. La dopamina nos proporciona la energía y la resistencia necesarias para enfrentar los desafíos y persistir en nuestra búsqueda de logros en el ámbito laboral.

Además, la dopamina está estrechamente relacionada con la sensación de recompensa y gratificación que experimentamos cuando alcanzamos nuestros objetivos. Esta sensación de logro está asociada con la liberación de dopamina en el cerebro, lo que nos brinda una sensación de satisfacción y bienestar. Esta gratificación generada por la dopamina nos motiva a seguir esforzándonos y estableciendo metas cada vez más desafiantes en nuestro trabajo.

La dopamina también está relacionada con la búsqueda de reconocimiento y el deseo de destacar en el ámbito laboral. La liberación de dopamina en respuesta a la obtención de reconocimiento y elogios refuerza nuestra motivación y nos impulsa a seguir buscando oportunidades para sobresalir en nuestra carrera profesional. Esta búsqueda de reconocimiento puede impulsarnos a esforzarnos más, asumir roles de liderazgo y buscar nuevas oportunidades de crecimiento y desarrollo.

Sin embargo, es importante tener en cuenta que la influencia de la dopamina en la ambición y la búsqueda de logros también puede tener desafíos y riesgos asociados. La búsqueda excesiva de recompensas y la dependencia de la gratificación dopaminérgica pueden llevar a un enfoque excesivo en los resultados a corto plazo, descuidando aspectos importantes como la colaboración, el aprendizaje y el bienestar personal. La falta de un equilibrio adecuado puede generar un agotamiento emocional y físico, así como un deterioro de las relaciones interpersonales en el entorno laboral.

Además, la dependencia excesiva de la dopamina puede generar una búsqueda constante de nuevas metas y logros sin disfrutar plenamente de los éxitos alcanzados. La insatisfacción crónica y la necesidad de gratificación pueden conducir a una sensación de vacío y falta de realización, incluso después de alcanzar objetivos significativos.

Para aprovechar el impulso positivo de la dopamina en la ambición y la búsqueda de logros en el ámbito laboral, es fundamental mantener un equilibrio saludable. Esto implica establecer metas realistas y significativas, disfrutar del proceso de crecimiento y aprendizaje, y valorar tanto los éxitos como los desafíos. Cultivar un sentido de propósito y encontrar un equilibrio entre el trabajo y la vida personal también es esencial para mantener una motivación sostenible y una satisfacción duradera en nuestra carrera profesional.

Los riesgos de la búsqueda excesiva de éxito y reconocimiento.

La dopamina, un neurotransmisor clave en el sistema de recompensa del cerebro, desempeña un papel fundamental en la ambición y la búsqueda de logros en el ámbito laboral. Este neurotransmisor está estrechamente relacionado con la motivación, la satisfacción y el impulso de superación personal, lo que nos impulsa a establecer metas ambiciosas y nos proporciona la energía y el enfoque necesarios para alcanzarlas.

Cuando nos enfrentamos a desafíos profesionales y nos fijamos metas, la liberación de dopamina en el cerebro juega un papel crucial en nuestra respuesta motivacional. La dopamina actúa como un sistema de incentivos interno, reforzando el comportamiento que nos acerca a nuestras metas y generando una sensación de satisfacción cuando las alcanzamos. Esta sensación de gratificación y logro está estrechamente asociada con la liberación de dopamina en áreas clave del cerebro, como el núcleo accumbens.

La dopamina no solo nos impulsa a establecer metas, sino que también influye en nuestra perseverancia y determinación para alcanzarlas. Cuando estamos motivados y enfocados en nuestros objetivos, la liberación de dopamina aumenta nuestra atención y concentración, lo que nos permite superar obstáculos y mantener el rumbo hacia el éxito. La dopamina nos proporciona la energía y la resistencia necesarias para enfrentar los desafíos y persistir en nuestra búsqueda de logros en el ámbito laboral.

Además, la dopamina está estrechamente relacionada con la sensación de recompensa y gratificación que experimentamos cuando alcanzamos nuestros objetivos. Esta sensación de logro está asociada con la liberación de dopamina en el cerebro, lo que nos brinda una sensación de satisfacción y bienestar. Esta gratificación generada por la dopamina nos motiva a seguir esforzándonos y estableciendo metas cada vez más desafiantes en nuestro trabajo.

La dopamina también está relacionada con la búsqueda de reconocimiento y el deseo de destacar en el ámbito laboral. La liberación de dopamina en respuesta a la obtención de reconocimiento y elogios refuerza nuestra motivación y nos impulsa a seguir buscando oportunidades para sobresalir en nuestra carrera profesional. Esta búsqueda de reconocimiento puede impulsarnos a esforzarnos más, asumir roles de liderazgo y buscar nuevas oportunidades de crecimiento y desarrollo.

Sin embargo, es importante tener en cuenta que la influencia de la dopamina en la ambición y la búsqueda de logros también puede tener desafíos y riesgos asociados. La búsqueda excesiva de recompensas y la dependencia de la gratificación dopaminérgica pueden llevar a un enfoque excesivo en los resultados a corto plazo, descuidando aspectos importantes como la colaboración, el aprendizaje y el bienestar personal. La falta de un equilibrio adecuado puede generar un agotamiento emocional y físico, así como un deterioro de las relaciones interpersonales en el entorno laboral.

Además, la dependencia excesiva de la dopamina puede generar una búsqueda constante de nuevas metas y logros sin disfrutar plenamente de los éxitos alcanzados. La insatisfacción crónica y la necesidad de gratificación pueden conducir a una sensación de vacío y falta de realización, incluso después de alcanzar objetivos significativos.

Para aprovechar el impulso positivo de la dopamina en la ambición y la búsqueda de logros en el ámbito laboral, es fundamental mantener un equilibrio saludable. Esto implica establecer metas realistas y significativas, disfrutar del proceso de crecimiento y aprendizaje, y valorar tanto los éxitos como los desafíos. Cultivar un sentido de propósito y encontrar un equilibrio entre el trabajo y la vida personal también es esencial para mantener una motivación sostenible y una satisfacción duradera en nuestra carrera profesional.

Estrategias para equilibrar el impulso de la dopamina y la satisfacción laboral.

La dopamina desempeña un papel crucial en la ambición y la búsqueda de logros en el ámbito laboral. Este neurotransmisor nos impulsa a establecer metas, nos proporciona energía y enfoque, y genera una sensación de satisfacción y gratificación cuando alcanzamos nuestros objetivos. Sin embargo, es importante tener en cuenta los desafíos asociados, como la búsqueda excesiva de recompensas y la dependencia de la gratificación dopaminérgica.

Mantener un equilibrio saludable y cultivar un sentido de propósito y bienestar en el trabajo son fundamentales para aprovechar el impulso positivo de la dopamina y alcanzar nuestro potencial máximo en nuestra carrera profesional.

Equilibrar el impulso de la dopamina y la satisfacción laboral es esencial para mantener un bienestar emocional y una realización duradera en el ámbito laboral. Si bien la dopamina puede ser un impulsor poderoso en la búsqueda de logros y metas, también puede llevarnos a un enfoque excesivo en los resultados a corto plazo y descuidar aspectos importantes como el bienestar personal, la colaboración y el aprendizaje continuo. Afortunadamente, existen estrategias efectivas para equilibrar el impulso de la dopamina y encontrar una satisfacción laboral sostenible.

Una estrategia clave es establecer metas realistas y significativas. Si bien es importante tener ambiciones y aspiraciones en el trabajo, también es fundamental asegurarse de que las metas sean alcanzables y estén alineadas con nuestros valores y propósitos personales. Establecer metas realistas nos permite disfrutar del proceso de crecimiento y desarrollo, en lugar de centrarnos exclusivamente en el resultado final. Además, es útil dividir las metas a largo plazo en objetivos más pequeños y medibles, lo que nos permite experimentar un sentido de logro gradual a lo largo del camino.

Otra estrategia importante es cultivar un sentido de equilibrio entre el trabajo y la vida personal. La obsesión por el trabajo y la dependencia excesiva de la dopamina pueden llevar al agotamiento emocional y físico, lo que afecta negativamente nuestra satisfacción laboral a largo plazo. Es fundamental establecer límites saludables, tanto en términos de tiempo como de energía dedicada al trabajo. Esto implica establecer horarios regulares, tomarse tiempo para el descanso y la recreación, y dedicar atención y energía a otras áreas de la vida, como las relaciones personales y los hobbies.

Cultivar relaciones de apoyo en el entorno laboral también es fundamental para equilibrar el impulso de la dopamina y encontrar satisfacción en el trabajo. Tener colegas y superiores que nos respalden, nos brinden retroalimentación constructiva y fomenten un ambiente colaborativo puede generar un mayor sentido de pertenencia y satisfacción. La conexión y el apoyo social en el entorno laboral ayudan a contrarrestar el enfoque excesivo en los logros individuales y promueven un sentido de comunidad y colaboración.

Además, es importante encontrar sentido y propósito en nuestro trabajo. Identificar cómo nuestro trabajo contribuye a un propósito más grande y cómo impacta positivamente en los demás puede generar una mayor satisfacción laboral. Esto implica reflexionar sobre nuestros valores personales y cómo se alinean con las tareas y responsabilidades que desempeñamos en el trabajo. Encontrar significado en nuestro trabajo nos ayuda a trascender el impulso de la dopamina y nos proporciona una motivación intrínseca y duradera.

La práctica de la gratitud también puede ser una estrategia efectiva para equilibrar el impulso de la dopamina y fomentar la satisfacción laboral. Tomarse el tiempo para apreciar y reconocer los logros y las experiencias positivas en el trabajo nos permite experimentar una sensación de gratitud y contentamiento. Esto nos ayuda a contrarrestar la búsqueda constante de recompensas y a valorar y disfrutar de los éxitos que hemos alcanzado. La gratitud también nos permite mantener una perspectiva equilibrada y valorar los aspectos positivos de nuestro trabajo, incluso en momentos de desafío.

La gestión del estrés y el cuidado de nuestra salud mental y emocional también son fundamentales para equilibrar el impulso de la dopamina y encontrar satisfacción en el trabajo. El estrés crónico y la presión excesiva pueden afectar negativamente nuestra capacidad para disfrutar de los logros y experimentar una satisfacción duradera. Es importante priorizar el autocuidado, lo que incluye prácticas como el ejercicio regular, la meditación, el tiempo de descanso y el desarrollo de habilidades de afrontamiento saludables. Además, buscar apoyo profesional, como la terapia o el coaching, puede ser beneficioso para abordar el estrés y mantener una salud mental óptima.

Capítulo 6:

Dopamina y la toma de decisiones

En el Capítulo veremos la relación entre la dopamina y la toma de decisiones. Investigaremos cómo este neurotransmisor influye en nuestro proceso de toma de decisiones, desde la evaluación de opciones hasta la selección final. Examinaremos cómo la dopamina puede actuar como un impulsor motivacional y cómo puede afectar nuestro juicio y nuestras preferencias.

Descubriremos cómo comprender y gestionar la influencia de la dopamina en la toma de decisiones puede ayudarnos a tomar elecciones más informadas y satisfactorias en diversos aspectos de nuestra vida.

Cómo la dopamina influye en nuestra capacidad para tomar decisiones.

La dopamina, un neurotransmisor clave en el sistema de recompensa del cerebro, desempeña un papel importante en nuestra capacidad para tomar decisiones. Este neurotransmisor influye en varios aspectos del proceso de toma de decisiones, desde la evaluación de opciones hasta la selección final. La dopamina actúa como un impulsor motivacional y puede afectar nuestro juicio, nuestras preferencias y nuestra disposición a asumir riesgos.

En el proceso de toma de decisiones, la dopamina está involucrada en la evaluación de las opciones y la asignación de valor a las posibles recompensas. Cuando nos enfrentamos a decisiones que pueden llevar a una gratificación o un resultado positivo, la liberación de dopamina en el cerebro genera una sensación de anticipación y motivación. Esta liberación de dopamina nos impulsa a explorar y considerar diferentes alternativas, buscando aquellas que prometen una mayor recompensa o beneficio.

La dopamina también puede influir en nuestro juicio y nuestras preferencias durante el proceso de toma de decisiones. Bajo la influencia de la dopamina, tendemos a valorar y preferir las opciones que están asociadas con una mayor recompensa o gratificación inmediata. Esta preferencia puede influir en nuestras elecciones, llevándonos a buscar gratificación instantánea en lugar de considerar a largo plazo los beneficios y las consecuencias.

Además, la dopamina puede afectar nuestra disposición a asumir riesgos en la toma de decisiones. La liberación de dopamina en respuesta a situaciones de riesgo o incertidumbre puede generar una sensación de emoción y estimulación, lo que nos lleva a ser más propensos a asumir riesgos en busca de recompensas potenciales. Esta inclinación hacia la toma de riesgos puede influir en nuestras elecciones, ya que estamos dispuestos a sacrificar la seguridad o la estabilidad a corto plazo en aras de la posibilidad de obtener una gratificación mayor.

Es importante destacar que la influencia de la dopamina en la toma de decisiones puede tener sus desafíos y riesgos. La búsqueda excesiva de recompensas y la dependencia de la gratificación dopaminérgica pueden llevar a una toma de decisiones impulsiva y poco considerada. La falta de un equilibrio adecuado puede generar decisiones basadas en el impulso del momento, sin tener en cuenta las consecuencias a largo plazo.

Para aprovechar positivamente la influencia de la dopamina en la toma de decisiones, es importante cultivar una conciencia y una comprensión de nuestros propios procesos mentales. Ser conscientes de cómo la dopamina puede influir en nuestras preferencias y juicios nos permite tomar decisiones más informadas y consideradas. Tomarse el tiempo para evaluar las opciones, sopesar los beneficios y las consecuencias, y considerar las implicaciones a largo plazo puede ayudarnos a evitar decisiones impulsivas y a tomar elecciones más equilibradas y satisfactorias.

Además, es útil tener en cuenta otros factores y consideraciones relevantes en la toma de decisiones, como nuestros valores personales, los objetivos a largo plazo y la evaluación realista de los riesgos y beneficios. Establecer prioridades claras y tener en cuenta los aspectos éticos, sociales y emocionales de nuestras decisiones puede ayudarnos a tomar elecciones más alineadas con nuestros valores y objetivos personales.

El autocontrol y la autorregulación también son fundamentales para equilibrar la influencia de la dopamina en la toma de decisiones. El desarrollo de habilidades de autocontrol nos permite resistir la gratificación instantánea y considerar las implicaciones a largo plazo de nuestras elecciones. Esto implica la capacidad de demorar la gratificación y evaluar de manera objetiva las opciones disponibles, incluso cuando la dopamina nos impulsa a buscar una gratificación inmediata.

Los efectos de la dopamina en la toma de decisiones arriesgadas.

La dopamina, un neurotransmisor esencial en el sistema de recompensa del cerebro, desempeña un papel importante en nuestra capacidad para tomar decisiones, especialmente aquellas que implican un riesgo. La liberación de dopamina en el cerebro está estrechamente relacionada con la toma de decisiones arriesgadas, ya que puede influir en nuestra disposición a asumir riesgos y en cómo evaluamos las recompensas potenciales. Sin embargo, es fundamental comprender los efectos de la dopamina en la toma de decisiones arriesgadas para tomar elecciones informadas y equilibradas.

Cuando nos enfrentamos a una decisión arriesgada, la liberación de dopamina en el cerebro puede generar una sensación de emoción y anticipación. Esta liberación de dopamina actúa como un impulsor motivacional que nos impulsa a explorar y considerar las opciones que podrían conducir a una recompensa o resultado positivo. La dopamina nos proporciona una sensación de gratificación anticipada, lo que puede aumentar nuestra disposición a asumir riesgos en busca de una recompensa potencialmente mayor.

La dopamina también puede afectar cómo evaluamos las recompensas y los riesgos en la toma de decisiones arriesgadas. Bajo la influencia de la dopamina, tendemos a valorar y priorizar las recompensas potenciales sobre los posibles riesgos asociados. Esto puede llevarnos a sobrevalorar las recompensas futuras y subestimar los riesgos involucrados en una decisión. La sensación de gratificación anticipada generada por la dopamina puede distorsionar nuestra evaluación y hacer que asumamos riesgos sin tener en cuenta las posibles consecuencias negativas.

Además, la dopamina puede influir en la forma en que interpretamos y procesamos la información relacionada con las decisiones arriesgadas. Bajo la influencia de la dopamina, tendemos a centrarnos en las recompensas potenciales y a prestar menos atención a los posibles riesgos. Esto puede llevar a un sesgo de atención y a una toma de decisiones sesgada, ya que nuestra atención se dirige principalmente hacia las posibles gratificaciones.

Es importante tener en cuenta que la influencia de la dopamina en la toma de decisiones arriesgadas puede tener sus desafíos y riesgos. La búsqueda excesiva de recompensas y la dependencia de la gratificación dopaminérgica pueden llevar a una toma de decisiones impulsiva y poco considerada. La falta de un equilibrio adecuado puede hacer que ignoremos o subestimemos los riesgos asociados con una decisión y nos centremos exclusivamente en las recompensas potenciales.

Para tomar decisiones arriesgadas de manera informada y equilibrada, es importante aplicar estrategias efectivas. Una estrategia clave es la evaluación objetiva de los riesgos y las recompensas. Esto implica tomar en cuenta no solo las posibles gratificaciones, sino también los posibles riesgos y consecuencias negativas de una decisión. Es útil sopesar cuidadosamente los beneficios y los riesgos, considerando tanto los resultados a corto plazo como las implicaciones a largo plazo.

Además, cultivar la conciencia y la autorreflexión es fundamental en la toma de decisiones arriesgadas. Ser conscientes de cómo la dopamina puede influir en nuestras preferencias y juicios nos permite tomar decisiones más informadas y consideradas. Tomarse el tiempo para evaluar las opciones, reflexionar sobre nuestras motivaciones y considerar las implicaciones éticas y emocionales puede ayudarnos a evitar decisiones impulsivas y a tomar elecciones más equilibradas y satisfactorias.

La búsqueda de información adicional y la búsqueda de perspectivas externas también pueden ayudar en la toma de decisiones arriesgadas. Obtener diferentes puntos de vista y considerar diversas opiniones puede enriquecer nuestra evaluación y ampliar nuestra comprensión de los riesgos y las recompensas asociadas con una decisión. La diversidad de perspectivas puede ayudarnos a contrarrestar los sesgos cognitivos y a tomar decisiones más objetivas y fundamentadas.

Además, desarrollar habilidades de autorregulación y autocontrol es fundamental para equilibrar la influencia de la dopamina en la toma de decisiones arriesgadas. El autocontrol nos permite resistir la gratificación instantánea y considerar las implicaciones a largo plazo de nuestras elecciones. Esto implica la capacidad de demorar la gratificación y evaluar de manera objetiva los riesgos y beneficios involucrados en una decisión.

Cómo optimizar nuestras decisiones teniendo en cuenta la influencia de la dopamina.

Optimizar nuestras decisiones teniendo en cuenta la influencia de la dopamina implica cultivar la conciencia, resistir la gratificación instantánea, buscar información adicional, considerar nuestros valores y objetivos, tomar decisiones colaborativas, gestionar los riesgos, desarrollar habilidades de autocontrol y aprender de nuestras experiencias pasadas.

Al aplicar estas estrategias, podemos aprovechar la influencia de la dopamina de manera equilibrada y tomar decisiones más informadas y satisfactorias. La optimización de nuestras decisiones en relación con la dopamina nos permite encontrar un equilibrio entre las recompensas a corto plazo y los beneficios a largo plazo, y tomar elecciones que promuevan nuestro bienestar y éxito a largo plazo.

La dopamina, un neurotransmisor clave en el sistema de recompensa del cerebro, tiene una influencia significativa en nuestras decisiones. Comprender y optimizar esta influencia puede ser fundamental para tomar elecciones más informadas y satisfactorias. A continuación, exploraremos cómo podemos aprovechar la influencia de la dopamina para optimizar nuestras decisiones.

En primer lugar, es importante cultivar la conciencia de cómo la dopamina puede influir en nuestras preferencias y juicios. Reconocer que la dopamina puede generar una inclinación hacia las recompensas y una minimización de los riesgos nos permite tomar decisiones más equilibradas. Al estar conscientes de este sesgo, podemos contrarrestarlo al considerar y evaluar objetivamente los beneficios y los riesgos asociados con una decisión.

Además, es útil aplicar el principio de la gratificación postergada al tomar decisiones. La dopamina está asociada con la gratificación instantánea, pero también podemos aprovecharla para fomentar la satisfacción a largo plazo. En lugar de buscar la gratificación inmediata, podemos considerar las recompensas a largo plazo y los beneficios a largo plazo de nuestras elecciones. Esto implica resistir la tentación de decisiones impulsivas y priorizar el bienestar a largo plazo sobre la gratificación instantánea.

La búsqueda de información adicional es otra estrategia clave para optimizar nuestras decisiones en relación con la dopamina. Obtener datos y perspectivas adicionales nos ayuda a evaluar más objetivamente las opciones y considerar una gama más amplia de posibilidades. Al ampliar nuestro conocimiento y comprensión, podemos tomar decisiones más fundamentadas y consideradas, reduciendo la influencia de la dopamina en nuestra toma de decisiones.

Asimismo, es importante considerar nuestros valores y objetivos personales al tomar decisiones. La dopamina puede influir en la búsqueda de recompensas externas, pero también podemos aprovecharla para perseguir metas y propósitos más significativos. Reflexionar sobre nuestros valores fundamentales y evaluar cómo nuestras elecciones se alinean con ellos puede proporcionar una guía clara para tomar decisiones que nos brinden una mayor satisfacción a largo plazo.

La toma de decisiones colaborativa también puede ser beneficiosa en relación con la influencia de la dopamina. Al consultar a otras personas, especialmente aquellas con experiencia o conocimiento en el área relevante, podemos obtener perspectivas valiosas que pueden ayudarnos a tomar decisiones más informadas y equilibradas. La diversidad de opiniones y puntos de vista nos permite considerar diferentes aspectos y evaluar las opciones de manera más objetiva, reduciendo así el sesgo de la dopamina.

Además, es útil aplicar un enfoque basado en la gestión de riesgos al tomar decisiones bajo la influencia de la dopamina. Evaluar y comprender los riesgos asociados con una decisión nos permite tomar elecciones más equilibradas y consideradas. Esto implica considerar tanto los riesgos potenciales como las recompensas, y sopesar cuidadosamente los posibles resultados antes de tomar una decisión.

El desarrollo de habilidades de autocontrol y autorregulación es fundamental para optimizar nuestras decisiones en relación con la dopamina. Esto implica la capacidad de resistir la gratificación instantánea y tomar decisiones basadas en una evaluación racional y equilibrada. El autocontrol nos ayuda a evitar decisiones impulsivas y a mantener el enfoque en los resultados a largo plazo, en lugar de dejarnos llevar por la gratificación inmediata.

Por último, es importante aprender de nuestras experiencias pasadas al tomar decisiones en relación con la dopamina. Al reflexionar sobre nuestras elecciones anteriores y evaluar los resultados, podemos identificar patrones y lecciones que nos ayuden a tomar mejores decisiones en el futuro. Esto implica aprender de los éxitos y fracasos pasados, ajustar nuestro enfoque según sea necesario y utilizar la retroalimentación para mejorar nuestra toma de decisiones en relación con la dopamina.

Capítulo 7:

Dopamina y la creatividad

Ahora veremos la relación entre la dopamina y la creatividad. Investigaremos cómo este neurotransmisor influye en nuestro proceso creativo, desde la generación de ideas hasta la expresión artística. Examinaremos cómo la dopamina puede actuar como un catalizador para la creatividad, estimulando la exploración, la innovación y la conexión de ideas.

Descubriremos cómo comprender y potenciar la influencia de la dopamina en la creatividad puede ayudarnos a desarrollar todo nuestro potencial creativo en diversos aspectos de nuestra vida.

La relación entre la dopamina y la generación de ideas creativas.

La dopamina, un neurotransmisor esencial en el sistema de recompensa del cerebro, desempeña un papel crucial en la generación de ideas creativas. La relación entre la dopamina y la creatividad ha sido objeto de estudio e investigación, y se ha descubierto que la dopamina puede influir en nuestro proceso creativo de varias maneras.

En primer lugar, la dopamina puede actuar como un catalizador para la generación de ideas creativas al estimular la exploración y la curiosidad. Cuando se libera dopamina en el cerebro, experimentamos una sensación de motivación y recompensa, lo que nos impulsa a buscar nuevas experiencias y conocimientos. Esta búsqueda activa y la apertura a nuevas ideas y perspectivas son fundamentales para la generación de ideas creativas. La dopamina nos brinda la energía y la motivación para explorar nuevas conexiones y combinaciones de conceptos, lo que puede llevar a la generación de ideas innovadoras y originales.

Además, la dopamina puede influir en nuestra capacidad para hacer conexiones entre ideas aparentemente no relacionadas. La liberación de dopamina en el cerebro facilita la comunicación entre diferentes regiones cerebrales, lo que puede permitir que ideas divergentes se conecten y se fusionen en nuevas formas. Esta capacidad para hacer asociaciones novedosas y conectar conceptos aparentemente dispares es esencial en el proceso creativo.

La dopamina también puede modular nuestro enfoque y atención, lo que puede ser beneficioso en la generación de ideas creativas. Cuando los niveles de dopamina son óptimos, nuestra atención se vuelve más enfocada y selectiva, lo que nos permite concentrarnos en los detalles relevantes y evitar distracciones. Esto puede facilitar el proceso de generar ideas creativas al ayudarnos a mantenernos concentrados en un tema o problema específico y explorar diferentes perspectivas y soluciones.

Es importante destacar que la dopamina puede influir en la creatividad de diferentes maneras según el contexto y las características individuales. Por ejemplo, algunos estudios han sugerido que niveles moderados de dopamina pueden ser beneficiosos para la generación de ideas creativas, mientras que niveles extremadamente altos o bajos pueden tener efectos negativos. Un exceso de dopamina puede llevar a una sobre concentración en ideas específicas o a una falta de enfoque, mientras que una deficiencia de dopamina puede afectar negativamente nuestra motivación y nuestra capacidad para explorar nuevas ideas.

La forma en que la dopamina afecta la generación de ideas creativas también puede estar influenciada por otros factores, como la personalidad y las experiencias individuales. Algunas personas pueden ser más sensibles a la influencia de la dopamina en la creatividad, mientras que otras pueden experimentar una respuesta diferente. Además, nuestras experiencias previas, nuestros conocimientos y nuestras habilidades también pueden interactuar con la influencia de la dopamina en la generación de ideas creativas.

Para aprovechar y potenciar la influencia de la dopamina en la generación de ideas creativas, existen algunas estrategias que se pueden aplicar. Una de ellas es cultivar un entorno enriquecedor y estimulante que promueva la exploración y la curiosidad. Exponerse a nuevas experiencias, aprender constantemente y mantenerse abierto a diferentes perspectivas pueden alimentar la liberación de dopamina y facilitar la generación de ideas creativas.

Además, la práctica regular de técnicas creativas, como el pensamiento lateral, la lluvia de ideas y la asociación libre, puede estimular la liberación de dopamina y fomentar la generación de ideas innovadoras. Estas técnicas fomentan la conexión de ideas y la exploración de nuevas posibilidades, lo que está estrechamente relacionado con el papel de la dopamina en el proceso creativo.

La gestión del estrés y la mejora del bienestar emocional también pueden influir positivamente en la generación de ideas creativas relacionadas con la dopamina. El estrés crónico puede afectar negativamente la liberación de dopamina y obstaculizar el proceso creativo. Por lo tanto, es importante encontrar formas de reducir el estrés y promover el bienestar emocional, como la práctica regular de técnicas de relajación, el ejercicio físico, el descanso adecuado y el equilibrio entre el trabajo y la vida personal.

Cómo estimular la liberación de dopamina
para potenciar nuestra creatividad.

La dopamina, un neurotransmisor clave en el sistema de recompensa del cerebro, juega un papel crucial en nuestra creatividad. Estimular la liberación de dopamina puede ser beneficioso para potenciar nuestra creatividad y desarrollar todo nuestro potencial artístico y innovador. A continuación, exploraremos diversas estrategias para estimular la liberación de dopamina y potenciar nuestra creatividad.

Una forma de estimular la liberación de dopamina es a través de la búsqueda de nuevas experiencias y el aprendizaje constante. Exponernos a entornos novedosos, enfrentarnos a desafíos intelectuales y aprender nuevas habilidades pueden estimular la liberación de dopamina en el cerebro. Esto se debe a que la dopamina está estrechamente relacionada con la sensación de recompensa y gratificación que experimentamos al enfrentar nuevos estímulos y adquirir conocimientos. Por lo tanto, buscar constantemente nuevas experiencias, ya sea a través de la exploración de nuevos lugares, la lectura de libros interesantes o la participación en cursos y talleres, puede estimular la liberación de dopamina y alimentar nuestra creatividad.

La práctica regular de actividades que nos apasionan también puede estimular la liberación de dopamina y potenciar nuestra creatividad. Cuando nos involucramos en actividades que nos interesan profundamente y nos brindan satisfacción, como la pintura, la música, la escritura o cualquier otra forma de expresión artística, la liberación de dopamina aumenta. Esto se debe a que estas actividades desencadenan una sensación de gratificación interna y nos sumergen en un estado de flujo, donde nos sentimos completamente inmersos y comprometidos con la tarea. Al dedicar tiempo regularmente a nuestras pasiones y actividades creativas, podemos estimular la liberación de dopamina y nutrir nuestra creatividad.

Otra estrategia para estimular la liberación de dopamina y potenciar nuestra creatividad es establecer metas y desafíos significativos. Cuando nos fijamos objetivos ambiciosos y desafiantes, la dopamina se libera en el cerebro cada vez que logramos un hito o avanzamos hacia nuestra meta. Esta sensación de recompensa y logro nos motiva a seguir trabajando y superándonos a nosotros mismos. Al establecer metas claras y alcanzables en nuestras actividades creativas, como terminar un proyecto artístico, escribir un libro o realizar una exposición, podemos estimular la liberación de dopamina y mantener nuestra creatividad en un nivel óptimo.

La conexión social también puede tener un impacto significativo en la liberación de dopamina y en nuestra creatividad. La interacción con personas que comparten nuestros intereses y pasiones, la colaboración en proyectos creativos y el intercambio de ideas pueden estimular la liberación de dopamina y potenciar nuestra creatividad. La dopamina se libera cuando nos sentimos conectados, valorados y apreciados por los demás. Por lo tanto, buscar oportunidades para interactuar y colaborar con otros creativos, ya sea a través de grupos de trabajo, comunidades en línea o eventos artísticos, puede estimular la liberación de dopamina y enriquecer nuestra creatividad a través de la retroalimentación y el intercambio de ideas.

La práctica de técnicas de relajación y bienestar también puede tener un impacto en la liberación de dopamina y en nuestra creatividad. El estrés crónico y la ansiedad pueden inhibir la liberación de dopamina y afectar negativamente nuestra capacidad creativa. Por lo tanto, es importante encontrar formas de reducir el estrés y promover el bienestar emocional. La meditación, el yoga, la respiración consciente y otras técnicas de relajación pueden estimular la liberación de dopamina y crear un estado mental propicio para la creatividad. Al dedicar tiempo regularmente a practicar estas técnicas, podemos mantener niveles saludables de dopamina y estimular nuestra creatividad.

La incorporación de actividad física en nuestra rutina diaria también puede estimular la liberación de dopamina y potenciar nuestra creatividad. El ejercicio aeróbico, como correr, nadar o bailar, ha demostrado aumentar los niveles de dopamina en el cerebro. Además, el ejercicio físico regular mejora el flujo sanguíneo y el suministro de oxígeno al cerebro, lo que favorece el funcionamiento cognitivo y creativo. Por lo tanto, al incorporar el ejercicio en nuestra vida diaria, podemos estimular la liberación de dopamina y promover nuestra creatividad.

Los desafíos de equilibrar la creatividad y la impulsividad asociada a la dopamina.

El equilibrio entre la creatividad y la impulsividad asociada a la dopamina puede ser un desafío. Para abordar estos desafíos, es importante encontrar un equilibrio entre la exploración creativa y la toma de decisiones reflexiva, mantener el enfoque y la disciplina, superar el perfeccionismo, gestionar el tiempo de manera efectiva y cultivar la autodisciplina y el autocontrol.

Al abordar estos desafíos de manera consciente y aplicar estrategias efectivas, podemos encontrar un equilibrio saludable entre la creatividad y la impulsividad asociada a la dopamina, lo que nos permitirá aprovechar al máximo nuestro potencial creativo y lograr resultados significativos y satisfactorios en nuestras expresiones artísticas y proyectos innovadores.

El equilibrio entre la creatividad y la impulsividad asociada a la dopamina puede presentar desafíos significativos. Si bien la dopamina puede estimular nuestra creatividad al impulsarnos a explorar nuevas ideas y perspectivas, también puede desencadenar comportamientos impulsivos que pueden interferir con el proceso creativo. En esta exploración, analizaremos los desafíos comunes que surgen al intentar equilibrar la creatividad y la impulsividad asociada a la dopamina, y exploraremos estrategias para abordar estos desafíos.

Uno de los desafíos principales es encontrar un equilibrio entre la exploración creativa y la toma de decisiones impulsivas. La dopamina puede generar una sensación de gratificación instantánea al descubrir nuevas ideas y posibilidades, lo que puede llevarnos a tomar decisiones precipitadas sin una consideración adecuada. Encontrar un equilibrio requiere de una reflexión consciente y una evaluación de las opciones antes de actuar. Podemos practicar técnicas como la reflexión pausada, el análisis de riesgos y beneficios, y la consulta con otros para obtener una perspectiva más objetiva y evitar tomar decisiones impulsivas que puedan perjudicar el proceso creativo.

Otro desafío es mantener el enfoque y la disciplina en el proceso creativo. La dopamina puede generar una búsqueda constante de novedad y gratificación, lo que puede distraernos fácilmente y llevarnos a saltar de una idea a otra sin completar proyectos o explorar ideas en profundidad. Para superar este desafío, es importante establecer metas claras y estructurar nuestro proceso creativo. Podemos utilizar técnicas como la planificación, la organización y la fijación de plazos para mantenernos enfocados en un proyecto a la vez y evitar dispersarnos en diferentes direcciones. La disciplina y la dedicación nos ayudarán a resistir la tentación de buscar constantemente nuevas estimulaciones y nos permitirán profundizar y desarrollar nuestras ideas creativas.

El perfeccionismo es otro desafío común en la búsqueda del equilibrio entre la creatividad y la impulsividad asociada a la dopamina. La dopamina puede generar una búsqueda constante de recompensas y logros, lo que puede llevar a una presión excesiva por alcanzar la perfección en nuestros proyectos creativos. Esto puede ser contraproducente, ya que el perfeccionismo puede inhibir la creatividad al generar miedo al fracaso y limitar la experimentación y la toma de riesgos. Para abordar este desafío, es importante cultivar una mentalidad de aprendizaje y aceptación de errores. Reconocer que el proceso creativo implica iteraciones, ajustes y aprendizaje continuo nos permitirá liberarnos del perfeccionismo y permitir que nuestra creatividad fluya de manera más libre y auténtica.

La gestión del tiempo es otro desafío importante al equilibrar la creatividad y la impulsividad asociada a la dopamina. La dopamina puede generar una sensación de urgencia y una tendencia a enfocarse en actividades gratificantes inmediatas en lugar de dedicar tiempo y esfuerzo a proyectos creativos de mayor envergadura. Para superar este desafío, es útil establecer una estructura de tiempo y establecer prioridades claras. Podemos utilizar técnicas de gestión del tiempo, como la planificación y la asignación de bloques de tiempo dedicados a actividades creativas, para asegurarnos de que dedicamos el tiempo suficiente a nuestras expresiones creativas sin dejarnos llevar por la impulsividad en otras áreas de nuestra vida.

La autodisciplina y el autocontrol son fundamentales para equilibrar la creatividad y la impulsividad asociada a la dopamina. La dopamina puede generar una búsqueda constante de gratificación instantánea, lo que puede llevarnos a distraernos con estímulos externos y abandonar nuestros proyectos creativos. Para superar este desafío, es importante cultivar habilidades de autocontrol y establecer límites. Podemos utilizar técnicas como la autorregulación emocional, la autoevaluación y el establecimiento de rutinas para mantenernos en el camino creativo y resistir las distracciones impulsivas que puedan interferir con nuestro proceso creativo.

Capítulo 8:

Dopamina y el placer

En el Capítulo 8, profundizamos en la relación entre la dopamina y el placer. El placer es una experiencia fundamental en nuestras vidas, y la dopamina desempeña un papel crucial en su regulación y respuesta en el cerebro. Investigaremos cómo la liberación de dopamina está estrechamente relacionada con la sensación de placer, y cómo esta influencia afecta diferentes aspectos de nuestra vida, desde actividades cotidianas hasta experiencias emocionales y sexuales.

Exploraremos los mecanismos neurales del placer y cómo comprender la relación entre la dopamina y el placer puede ayudarnos a vivir una vida más plena y satisfactoria.

El papel de la dopamina en la experiencia del placer y la gratificación.

La dopamina desempeña un papel central en la experiencia del placer y la gratificación en el cerebro humano. Este neurotransmisor esencial en el sistema de recompensa del cerebro está estrechamente relacionado con la sensación de bienestar y satisfacción que experimentamos al participar en actividades placenteras y gratificantes.

Cuando experimentamos placer, la liberación de dopamina en el cerebro juega un papel clave. Este proceso ocurre a través de una serie de interacciones complejas en el sistema de recompensa, que involucra diferentes regiones cerebrales, como el núcleo accumbens, el área tegmental ventral y la corteza prefrontal. Estas regiones trabajan en conjunto para regular la liberación de dopamina y generar sensaciones de placer.

La dopamina se libera en respuesta a diversas experiencias placenteras, como comer alimentos sabrosos, escuchar música, practicar actividades deportivas, recibir halagos o cumplir metas personales. La liberación de dopamina genera una sensación de recompensa interna y gratificación, que se experimenta como placer y bienestar emocional.

La relación entre la dopamina y el placer se basa en la capacidad de la dopamina para fortalecer las conexiones neuronales y modular la comunicación entre diferentes regiones cerebrales. Cuando experimentamos placer, la liberación de dopamina refuerza las vías neuronales involucradas en la experiencia placentera, creando una asociación entre el estímulo y la sensación de recompensa. Esta asociación refuerza nuestro comportamiento, motivándonos a repetir la actividad placentera en el futuro.

Además de la experiencia de placer inmediato, la dopamina también juega un papel importante en la anticipación y motivación hacia actividades gratificantes. La liberación de dopamina puede ocurrir incluso antes de que experimentemos el placer real, durante la anticipación de una experiencia placentera. Esta anticipación activa el sistema de recompensa y nos impulsa a buscar activamente la gratificación.

La dopamina también está involucrada en la regulación de las emociones positivas asociadas al placer. La liberación de dopamina puede generar sentimientos de alegría, euforia y satisfacción, contribuyendo a nuestro bienestar emocional. Estas emociones positivas están relacionadas con la activación de regiones cerebrales implicadas en la regulación emocional, como la amígdala y la corteza prefrontal medial.

Sin embargo, es importante destacar que la relación entre la dopamina y el placer no es unidireccional. Aunque la liberación de dopamina está asociada con el placer, la experiencia del placer también involucra otros neurotransmisores y sistemas cerebrales, como la serotonina, las endorfinas y el sistema límbico. Estos sistemas trabajan en conjunto para modular la experiencia del placer y contribuir a nuestro bienestar emocional.

La dopamina también puede influir en la búsqueda de actividades placenteras y en la motivación hacia ellas. Un desequilibrio en los niveles de dopamina puede llevar a comportamientos adictivos, en los que la búsqueda de gratificación se vuelve compulsiva y desproporcionada. En estos casos, la liberación de dopamina puede estar desregulada, generando una respuesta excesiva a estímulos placenteros y dificultando el control de los impulsos.

Para mantener un equilibrio saludable en la experiencia del placer, es importante adoptar estrategias que promuevan una liberación de dopamina adecuada y una relación saludable con las actividades placenteras. Estas estrategias incluyen buscar un equilibrio en la variedad de actividades placenteras, practicar la moderación y el autocontrol, y desarrollar un sentido de gratificación interna que no dependa exclusivamente de estímulos externos.

Cómo la dopamina nos impulsa a buscar nuevas experiencias placenteras.

La dopamina, el neurotransmisor clave en el sistema de recompensa del cerebro, juega un papel fundamental en nuestro impulso por buscar nuevas experiencias placenteras. Este impulso es inherente a nuestra naturaleza humana y nos impulsa a explorar el mundo que nos rodea en busca de gratificación y satisfacción. En esta exploración, examinaremos cómo la dopamina nos impulsa a buscar nuevas experiencias placenteras y cómo esto influye en nuestro comportamiento y desarrollo.

La dopamina desempeña un papel crucial en la motivación y la recompensa. Cuando experimentamos algo placentero, la liberación de dopamina en el cerebro refuerza ese comportamiento y nos motiva a buscarlo nuevamente en el futuro. Esta asociación entre la dopamina y la gratificación crea un ciclo de búsqueda y recompensa que impulsa nuestra exploración de nuevas experiencias.

La dopamina nos impulsa a buscar nuevas experiencias placenteras al generar una sensación de anticipación y deseo. Cuando esperamos una experiencia gratificante, la dopamina se libera en nuestro cerebro, generando una sensación de anticipación y excitación. Esta anticipación nos motiva a buscar activamente nuevas experiencias que puedan satisfacer nuestros deseos y expectativas.

Además, la dopamina también está estrechamente relacionada con la curiosidad y la búsqueda de novedad. Cuando nos encontramos con estímulos novedosos o inesperados, la liberación de dopamina aumenta, despertando nuestra curiosidad y motivándonos a explorar y descubrir más. Esta búsqueda de novedad nos impulsa a buscar nuevas experiencias placenteras que pueden ampliar nuestros horizontes, enriquecer nuestra vida y brindarnos un sentido renovado de gratificación.

La dopamina nos impulsa a buscar nuevas experiencias placenteras no solo por su relación con la recompensa inmediata, sino también por su papel en el aprendizaje y la adaptación. La liberación de dopamina facilita la formación de nuevas conexiones neuronales y el fortalecimiento de las existentes, lo que mejora nuestra capacidad de aprendizaje y nos ayuda a adaptarnos a entornos cambiantes. Esta adaptabilidad nos impulsa a buscar nuevas experiencias, ya que nos permite aprender y crecer a través de ellas.

El impulso de buscar nuevas experiencias placenteras puede manifestarse en diferentes aspectos de nuestra vida. En el ámbito personal, nos impulsa a probar nuevos hobbies, explorar diferentes formas de arte, viajar a lugares desconocidos o participar en actividades emocionantes. Estas experiencias nuevas y gratificantes nos brindan una sensación de enriquecimiento y expansión personal.

En el ámbito profesional, la dopamina nos impulsa a buscar nuevas oportunidades, a asumir desafíos y a perseguir metas ambiciosas. Buscamos crecimiento, reconocimiento y satisfacción en nuestras carreras, lo que nos impulsa a buscar nuevas experiencias que puedan brindarnos gratificación profesional.

Es importante destacar que, si bien el impulso de buscar nuevas experiencias placenteras es beneficioso en muchos aspectos de nuestra vida, también puede llevarnos a comportamientos de riesgo o adictivos si no se maneja adecuadamente. La búsqueda desmedida de nuevas experiencias puede llevar a la sobreestimulación, la falta de satisfacción y la incapacidad de encontrar gratificación en experiencias cotidianas. Por lo tanto, es esencial equilibrar este impulso con un enfoque consciente y una evaluación adecuada de los riesgos y beneficios.

Las implicaciones de una búsqueda constante de placer y su impacto en nuestra vida.

La búsqueda constante de placer puede tener implicaciones significativas en nuestra vida. Puede llevar a comportamientos adictivos, insatisfacción crónica, impacto negativo en la salud física y emocional, dificultades en las relaciones personales y falta de habilidades de afrontamiento. Es importante encontrar un equilibrio saludable entre el placer y otros aspectos de nuestra vida, y cultivar la gratitud, el autocontrol y la autoconciencia para vivir una vida plena y satisfactoria.

Al hacerlo, podemos encontrar un sentido más profundo de bienestar y descubrir la alegría en las experiencias cotidianas y en las relaciones significativas.

La búsqueda constante de placer puede tener importantes implicaciones en nuestra vida y afectar diversos aspectos de nuestro bienestar físico, emocional y social. Si bien es natural buscar el placer y disfrutar de experiencias gratificantes, cuando esta búsqueda se vuelve excesiva o desequilibrada, puede tener consecuencias negativas en nuestra salud y en nuestras relaciones personales.

En primer lugar, una búsqueda constante de placer puede llevar a comportamientos adictivos. La dopamina, que desempeña un papel central en el sistema de recompensa del cerebro, se libera en respuesta a estímulos placenteros. Cuando buscamos repetidamente experiencias placenteras para estimular la liberación de dopamina, podemos caer en patrones adictivos, donde necesitamos cada vez más estímulos para obtener la misma sensación de gratificación. Esto puede manifestarse en adicciones a sustancias como drogas, alcohol o tabaco, así como en adicciones comportamentales como el juego compulsivo o la adicción al trabajo.

La búsqueda constante de placer también puede generar un ciclo de insatisfacción crónica. Al centrarnos exclusivamente en la búsqueda de experiencias placenteras, podemos descuidar aspectos importantes de nuestra vida y dejar de apreciar las pequeñas cosas que nos brindan felicidad cotidiana. Esto puede llevarnos a una sensación de vacío y falta de satisfacción, ya que nos volvemos dependientes de estímulos externos para encontrar gratificación. En lugar de encontrar alegría en el presente y en las experiencias cotidianas, nos obsesionamos con la búsqueda de sensaciones intensas y fugaces de placer.

Además, la búsqueda constante de placer puede afectar nuestra salud física y emocional. Al buscar constantemente experiencias gratificantes, podemos descuidar nuestra salud y caer en patrones de comportamiento poco saludables. Por ejemplo, podemos optar por alimentos poco saludables y abundantes en lugar de una dieta equilibrada, o podemos evitar la actividad física regular en favor de actividades placenteras más sedentarias. Estos hábitos pueden tener un impacto negativo en nuestra salud general, aumentando el riesgo de enfermedades crónicas y disminuyendo nuestro bienestar físico.

En el ámbito emocional, la búsqueda constante de placer puede llevar a una falta de habilidades de afrontamiento y resiliencia. Al depender en gran medida de las experiencias placenteras para sentirnos bien, podemos tener dificultades para enfrentar y superar los desafíos y las emociones difíciles. Esto puede llevar a una falta de equilibrio emocional y a dificultades para lidiar con el estrés y las adversidades de la vida.

La búsqueda constante de placer también puede tener un impacto en nuestras relaciones personales. Cuando estamos obsesionados con la gratificación instantánea, podemos descuidar la calidad de nuestras relaciones y centrarnos únicamente en obtener satisfacción personal. Esto puede generar conflictos y alienación en nuestras relaciones, ya que podemos descuidar las necesidades y deseos de los demás en nuestra búsqueda de placer. Además, al buscar constantemente nuevas experiencias placenteras, podemos tener dificultades para establecer y mantener relaciones significativas y duraderas.

Es importante reconocer que el placer no debe ser el único objetivo en nuestra vida. En lugar de una búsqueda constante de gratificación instantánea, es fundamental encontrar un equilibrio saludable entre el placer y otras dimensiones de nuestra vida, como el propósito, la conexión social, el crecimiento personal y la contribución a los demás. Al hacerlo, podemos experimentar una sensación más profunda de bienestar y satisfacción duradera.

Para contrarrestar los efectos negativos de una búsqueda constante de placer, es fundamental cultivar la gratitud, el autocontrol y la autoconciencia. La gratitud nos permite apreciar las pequeñas cosas de la vida y encontrar satisfacción en las experiencias cotidianas. El autocontrol nos ayuda a manejar nuestros impulsos y a tomar decisiones conscientes y saludables. La autoconciencia nos permite examinar nuestras motivaciones y evaluar si nuestras acciones están en línea con nuestros valores y metas a largo plazo.

Capítulo 9:

Dopamina y la motivación personal

En el Capítulo 9, nos adentraremos en la fascinante relación entre la dopamina y la motivación personal. La dopamina desempeña un papel clave en nuestra motivación intrínseca y en nuestra capacidad para establecer metas, perseguirlas y alcanzar el éxito personal. Investigaremos cómo la liberación de dopamina nos impulsa a buscar nuevos desafíos, superar obstáculos y lograr nuestros objetivos, y exploraremos estrategias efectivas para potenciar nuestra motivación personal y alcanzar un mayor sentido de realización y satisfacción.

Cómo la dopamina puede servir como motor de superación personal.

Como ya hemos mencionado, la dopamina, es un neurotransmisor clave en el sistema de recompensa del cerebro, puede actuar como un poderoso motor de superación personal. Esta molécula del deseo desempeña un papel fundamental en nuestra motivación intrínseca y en nuestra capacidad para superarnos a nosotros mismos, establecer metas desafiantes y perseguirlas con determinación y perseverancia. En esta exploración, examinaremos cómo la dopamina puede servir como un motor de superación personal y cómo podemos aprovechar su influencia para alcanzar un mayor éxito y satisfacción en nuestras vidas.

La dopamina nos impulsa a buscar constantemente nuevos desafíos y metas ambiciosas. Cuando nos enfrentamos a un desafío estimulante o establecemos una meta significativa, la liberación de dopamina en el cerebro se intensifica, generando una sensación de anticipación y motivación. Esta liberación de dopamina nos proporciona la energía y el enfoque necesarios para perseguir nuestras metas con determinación y persistencia.

La dopamina también nos ayuda a superar obstáculos y a perseverar en momentos de dificultad. Cuando enfrentamos desafíos o experimentamos contratiempos, la liberación de dopamina en el cerebro puede aumentar, proporcionándonos una sensación de gratificación y recompensa cuando superamos los obstáculos. Esta gratificación interna nos impulsa a perseverar y a encontrar soluciones creativas para superar las dificultades que se presentan en nuestro camino.

Además, la dopamina está asociada con la sensación de logro y satisfacción personal. Cuando alcanzamos nuestras metas y experimentamos el éxito, la liberación de dopamina en el cerebro nos brinda una sensación de gratificación y bienestar emocional. Esta sensación de logro nos motiva a seguir esforzándonos y a establecer metas aún más desafiantes, creando un ciclo virtuoso de superación personal.

La dopamina también está relacionada con la capacidad de aprendizaje y el desarrollo de nuevas habilidades. La liberación de dopamina facilita la formación de nuevas conexiones neuronales y el fortalecimiento de las existentes, lo que mejora nuestra capacidad para adquirir y desarrollar habilidades. Esta plasticidad cerebral nos permite superarnos y alcanzar un mayor nivel de competencia en diferentes áreas de nuestra vida.

Sin embargo, es importante destacar que la dopamina puede tener un lado oscuro si no se maneja adecuadamente. Un desequilibrio en los niveles de dopamina o una búsqueda desmedida de recompensas puede llevar a comportamientos adictivos o a una insatisfacción crónica. Es esencial mantener un equilibrio saludable en nuestra búsqueda de logros y reconocer que el éxito y la satisfacción personal van más allá de la simple liberación de dopamina.

Para aprovechar al máximo el potencial de la dopamina como motor de superación personal, es importante establecer metas claras y realistas, en línea con nuestros valores y pasiones. Estas metas deben desafiar nuestras habilidades y proporcionarnos un sentido de propósito y significado. Además, es fundamental cultivar una mentalidad de crecimiento, enfocada en el aprendizaje y la mejora continua, en lugar de buscar solo resultados externos.

Asimismo, es esencial mantener un equilibrio entre la búsqueda de logros y el cuidado de nuestro bienestar físico y emocional. Esto implica practicar el autocuidado, mantener una alimentación saludable, hacer ejercicio regularmente y dedicar tiempo a actividades que nos brinden alegría y relajación. El equilibrio entre el esfuerzo y el descanso nos permite mantener nuestra motivación y energía a largo plazo.

Además, el apoyo social y el trabajo en equipo pueden ser fundamentales para impulsar nuestra motivación y superación personal. Compartir nuestras metas y desafíos con otras personas, recibir retroalimentación constructiva y colaborar en proyectos conjuntos pueden potenciar nuestra motivación intrínseca y aumentar nuestras posibilidades de éxito.

Estrategias para mantener una motivación saludable y duradera.

Mantener una motivación saludable y duradera es fundamental para alcanzar nuestros objetivos y vivir una vida plena y satisfactoria. La motivación nos impulsa a actuar, a superar desafíos y a perseguir nuestros sueños, pero también puede fluctuar y enfrentar obstáculos en el camino. En esta exploración, examinaremos estrategias efectivas para mantener una motivación saludable y duradera, permitiéndonos alcanzar el éxito y disfrutar del proceso.

Establecer metas claras y realistas: Definir metas claras y alcanzables es esencial para mantener la motivación. Estas metas deben ser específicas, medibles, alcanzables, relevantes y con un tiempo determinado (SMART). Al establecer metas claras, sabemos hacia dónde dirigir nuestros esfuerzos y podemos medir nuestro progreso a lo largo del camino.

Encontrar significado y propósito: Conectar nuestras metas con nuestros valores personales y encontrar un propósito más profundo en lo que hacemos nos ayuda a mantener una motivación duradera. Reflexionar sobre por qué queremos alcanzar una determinada meta y cómo se alinea con nuestros valores nos brinda una fuente constante de inspiración y nos ayuda a superar los obstáculos.

Cultivar una mentalidad de crecimiento: Adoptar una mentalidad de crecimiento nos permite ver los desafíos como oportunidades de aprendizaje y crecimiento. En lugar de ver el fracaso como un obstáculo, lo vemos como un paso hacia el éxito. Aprendemos de nuestras experiencias, nos adaptamos y mejoramos constantemente, lo que fortalece nuestra motivación a largo plazo.

Celebrar los logros y el progreso: Reconocer y celebrar nuestros logros, por pequeños que sean, nos ayuda a mantener la motivación y a seguir adelante. Celebrar el progreso nos brinda una sensación de satisfacción y refuerza nuestra confianza en nuestras habilidades. Además, podemos establecer recompensas para nosotros mismos a medida que alcanzamos hitos importantes en nuestro camino hacia las metas más grandes.

Mantener un equilibrio entre el desafío y las habilidades: Encontrar el equilibrio adecuado entre el nivel de desafío y nuestras habilidades actuales es clave para mantener la motivación. Si la tarea es demasiado fácil, podemos aburrirnos y perder interés. Por otro lado, si el desafío es demasiado abrumador, podemos sentirnos desalentados. Identificar tareas que estén justo en el límite de nuestras habilidades nos mantiene comprometidos y nos impulsa a superarnos.

Buscar apoyo y compartir metas: Compartir nuestras metas con otras personas de confianza y buscar apoyo en nuestro círculo social nos brinda un impulso adicional de motivación. El apoyo emocional, el intercambio de ideas y la colaboración nos ayudan a mantenernos enfocados y a superar los momentos difíciles. Además, podemos encontrar mentores o modelos a seguir que nos inspiren y nos motiven a alcanzar nuestras metas.

Cuidar el bienestar físico y emocional: Nuestra motivación se ve afectada por nuestro bienestar físico y emocional. Es importante mantener una buena alimentación, hacer ejercicio regularmente y descansar lo suficiente para mantener niveles óptimos de energía. Además, cuidar nuestras emociones y gestionar el estrés nos ayuda a mantener una mente clara y enfocada en nuestras metas.

Establecer rutinas y hábitos saludables: Establecer rutinas y hábitos saludables nos permite mantener una motivación constante y evitar la procrastinación. Al crear una estructura en nuestra vida diaria y establecer horarios específicos para trabajar en nuestras metas, creamos un ambiente propicio para mantenernos enfocados y productivos.

Aprender de los momentos de desmotivación: Es normal enfrentar momentos de desmotivación o estancamiento en el camino hacia nuestras metas. En lugar de rendirnos, es importante aprender de estos momentos y buscar formas de reavivar nuestra motivación. Esto puede implicar revisar nuestras metas, ajustar el enfoque o buscar nuevas fuentes de inspiración.

Recordar el por qué: Mantener una conexión constante con el propósito y los valores que respaldan nuestras metas nos ayuda a recordar el por qué estamos trabajando arduamente. Reflexionar sobre las razones que nos llevaron a establecer esas metas y visualizar los beneficios y el impacto positivo que deseamos lograr nos motiva a seguir adelante incluso en momentos de desafío.

Cómo evitar los efectos negativos de una motivación excesiva basada en la dopamina.

Para evitar los efectos negativos de una motivación excesiva basada en la dopamina, es fundamental encontrar un equilibrio saludable entre la búsqueda de logros y recompensas externas y la satisfacción interna de vivir una vida significativa y alineada con nuestros valores. Al establecer metas realistas, practicar el autocuidado, cultivar la gratitud y el disfrute del proceso, establecer límites y equilibrio, y buscar conexiones significativas, podemos mantener una motivación saludable y duradera que nos lleve al éxito y al bienestar integral.

La motivación es un componente esencial para alcanzar nuestras metas y lograr el éxito en diferentes áreas de nuestra vida. Sin embargo, cuando la motivación se basa en una búsqueda excesiva de dopamina, puede tener efectos negativos en nuestra salud física y mental, en nuestras relaciones y en nuestro bienestar general. En esta exploración, analizaremos cómo evitar los efectos negativos de una motivación excesiva basada en la dopamina y mantener un equilibrio saludable en nuestra búsqueda de logros y satisfacción personal.

En primer lugar, es importante reconocer los posibles efectos negativos de una motivación excesiva basada en la dopamina. Una búsqueda desenfrenada de recompensas puede llevarnos a la adicción a sustancias o comportamientos adictivos, como el juego compulsivo o el trabajo excesivo. Esto puede poner en peligro nuestra salud física, emocional y financiera, y afectar negativamente nuestras relaciones personales y nuestro bienestar en general. Además, una motivación excesiva puede generar altos niveles de estrés, ansiedad y agotamiento, lo que puede disminuir nuestra calidad de vida y afectar nuestro equilibrio emocional.

Para evitar los efectos negativos de una motivación excesiva basada en la dopamina, es importante cultivar un enfoque equilibrado en nuestra búsqueda de logros y recompensas. A continuación, se presentan algunas estrategias efectivas:

Conectar con nuestros valores y propósito: Identificar y conectar con nuestros valores y propósito más profundos nos ayuda a establecer metas y motivaciones más significativas. Esto nos permite encontrar un equilibrio entre la búsqueda de recompensas externas y la satisfacción interna de alinearnos con nuestros valores y vivir una vida auténtica.

Establecer metas realistas y saludables: Establecer metas realistas y saludables nos ayuda a evitar la presión excesiva y el perfeccionismo. Es importante definir metas que sean alcanzables y que estén en línea con nuestras capacidades y circunstancias actuales. Esto nos permite disfrutar del proceso de trabajo hacia nuestras metas y celebrar los logros, en lugar de sentirnos constantemente insatisfechos.

Practicar el autocuidado: El autocuidado es esencial para mantener un equilibrio saludable en nuestra vida. Esto implica cuidar nuestra salud física, emocional y mental. Hacer ejercicio regularmente, dormir lo suficiente, alimentarse de manera saludable y buscar actividades que nos brinden bienestar y relajación nos ayudará a mantener un estado de ánimo equilibrado y una salud óptima.

Establecer límites y equilibrio: Es fundamental establecer límites en nuestra búsqueda de recompensas y logros. Esto implica definir horarios y espacios dedicados a descansar, relajarse y disfrutar de actividades no relacionadas con nuestras metas. Además, debemos aprender a decir "no" cuando sea necesario y establecer prioridades claras para evitar la sobre-exigencia y el agotamiento.

Cultivar la gratitud y el disfrute del proceso: En lugar de centrarnos únicamente en el logro de nuestras metas, es importante cultivar la gratitud y el disfrute del proceso. Apreciar los pequeños avances, aprender de los desafíos y encontrar alegría en el camino nos ayuda a mantener una perspectiva saludable y a disfrutar de cada etapa de nuestro viaje hacia el éxito.

Fomentar relaciones y conexiones significativas: Las relaciones personales y las conexiones significativas son fundamentales para mantener un equilibrio saludable en nuestra vida. Cultivar relaciones positivas, nutrir nuestros vínculos afectivos y compartir nuestras metas con personas de confianza nos brinda apoyo emocional y nos ayuda a mantener una perspectiva más amplia en nuestras motivaciones y logros.

Practicar la autorreflexión y el autoconocimiento: Tomarse el tiempo para reflexionar sobre nuestras motivaciones y comportamientos nos ayuda a comprender mejor nuestras necesidades y deseos. Esto nos permite identificar posibles patrones de búsqueda excesiva de dopamina y tomar medidas para redirigir nuestra motivación hacia objetivos más equilibrados y saludables.

Buscar ayuda profesional si es necesario: Si sentimos que nuestra motivación está desequilibrada y está teniendo un impacto negativo en nuestra vida, es importante buscar ayuda profesional. Un terapeuta o coach especializado puede ayudarnos a explorar nuestras motivaciones, identificar posibles desequilibrios y desarrollar estrategias efectivas para mantener una motivación saludable y duradera.

Capítulo 10:

Dopamina y el consumismo

En el Capítulo 10, abundaremos sobre la relación entre la dopamina y el consumismo. En nuestra sociedad actual, el consumismo desempeña un papel destacado en nuestras vidas, y la dopamina juega un papel fundamental en nuestra respuesta a la adquisición y posesión de bienes materiales. Analizaremos cómo la liberación de dopamina en el cerebro puede influir en nuestras conductas de consumo, generando un ciclo de búsqueda constante de estímulos y satisfacción a través de la adquisición de productos. También examinaremos los efectos del consumismo impulsado por la dopamina en nuestra vida personal, relaciones interpersonales y en el medio ambiente.

La influencia de la dopamina en nuestras decisiones de compra y consumo.

En nuestra sociedad actual, la dopamina juega un papel destacado en nuestras decisiones de compra y consumo. La dopamina, un neurotransmisor asociado con la sensación de recompensa y placer, se libera en nuestro cerebro cuando experimentamos situaciones gratificantes, como adquirir un producto deseado. Esta liberación de dopamina nos brinda una sensación de satisfacción y refuerza el comportamiento de búsqueda y adquisición de bienes materiales.

La influencia de la dopamina en nuestras decisiones de compra y consumo radica en su capacidad para modular nuestro sistema de recompensa y motivación. Cuando nos encontramos frente a una oferta tentadora o nos aproximamos a la compra de un producto que deseamos, la dopamina se libera en áreas clave de nuestro cerebro, generando una sensación de anticipación y placer. Esta sensación de gratificación se asocia con la adquisición del producto y nos impulsa a realizar la compra para obtener la recompensa esperada.

La liberación de dopamina puede estar influenciada por diversos factores, como la novedad del producto, su atractivo visual, la publicidad persuasiva y las experiencias previas de satisfacción asociadas con el consumo. Estos estímulos pueden activar nuestro sistema de recompensa y desencadenar una respuesta dopaminérgica que nos impulsa a tomar la decisión de compra.

La dopamina también puede influir en nuestras decisiones de compra a través de su conexión con las emociones y los estados de ánimo. Por ejemplo, cuando nos encontramos en un estado emocional negativo o estresante, la liberación de dopamina al adquirir un producto puede brindarnos una sensación de alivio y bienestar temporal. Esto puede llevarnos a recurrir al consumo como una forma de regular nuestras emociones y buscar gratificación instantánea.

Además, la dopamina puede estar relacionada con la búsqueda de estatus y reconocimiento social a través del consumo. La adquisición de productos de lujo o de marcas reconocidas puede generar una liberación de dopamina asociada con la sensación de prestigio y pertenencia a un determinado grupo social. Esta búsqueda de estatus y validación social puede influir en nuestras decisiones de compra, llevándonos a adquirir productos que nos proporcionen reconocimiento y admiración por parte de los demás.

Es importante destacar que la influencia de la dopamina en nuestras decisiones de compra puede tener consecuencias negativas si no se maneja de manera adecuada. La búsqueda constante de gratificación a través del consumo impulsado por la dopamina puede llevar al sobreendeudamiento, a la acumulación excesiva de bienes materiales y a un ciclo de insatisfacción crónica. Además, el consumismo desmedido puede tener un impacto negativo en el medio ambiente, fomentando la producción excesiva y el desperdicio de recursos naturales.

Para tomar decisiones de compra más conscientes y evitar los efectos negativos del consumismo impulsado por la dopamina, es importante adoptar algunas estrategias:

Reflexionar sobre nuestras necesidades reales: Antes de realizar una compra, es útil reflexionar sobre nuestras necesidades reales y evaluar si el producto realmente satisface esas necesidades. Evitar caer en la trampa de las compras impulsivas y considerar si el producto es verdaderamente útil y valioso para nuestra vida.

Establecer un presupuesto y límites de gasto: Definir un presupuesto y establecer límites de gasto nos ayuda a evitar el sobreendeudamiento y a mantener un control sobre nuestras decisiones de compra. Es importante evaluar nuestras finanzas personales y establecer prioridades claras en cuanto a qué productos son realmente necesarios y accesibles dentro de nuestro presupuesto.

Practicar el consumo consciente: El consumo consciente implica reflexionar sobre el impacto de nuestras decisiones de compra en el medio ambiente, en la sociedad y en nosotros mismos. Es importante considerar aspectos como la calidad y durabilidad del producto, su origen y proceso de producción, así como la necesidad real de adquirirlo.

Desarrollar habilidades de autorregulación emocional: Para evitar caer en el consumo impulsivo como una forma de regular emociones negativas, es útil desarrollar habilidades de autorregulación emocional. Esto implica encontrar alternativas saludables para manejar el estrés y las emociones, como la práctica de ejercicio, la meditación o el apoyo emocional de seres queridos.

Buscar fuentes de satisfacción y gratificación fuera del consumo: Explorar otras fuentes de satisfacción y gratificación en nuestra vida, como las relaciones interpersonales, los hobbies o las experiencias significativas, nos ayuda a reducir nuestra dependencia del consumo como único medio de obtención de placer y recompensa.

El papel de la publicidad y la manipulación de la dopamina en el consumismo.

El consumismo es un fenómeno que ha adquirido una gran relevancia en nuestra sociedad actual. En este contexto, la publicidad y el marketing desempeñan un papel crucial al influir en nuestras decisiones de compra y en nuestro comportamiento como consumidores. Uno de los mecanismos utilizados por la publicidad para captar nuestra atención y estimular el consumismo es la manipulación de la dopamina, un neurotransmisor asociado con la sensación de recompensa y placer.

La dopamina desempeña un papel fundamental en nuestra respuesta a estímulos gratificantes, como la adquisición de productos deseados. Cuando nos encontramos expuestos a anuncios publicitarios que nos prometen una experiencia placentera o nos muestran productos atractivos, nuestro cerebro puede liberar dopamina en áreas clave relacionadas con la recompensa y la motivación. Esta liberación de dopamina nos genera una sensación de anticipación y placer, lo que puede influir en nuestras decisiones de compra.

La publicidad utiliza diversas estrategias para manipular la dopamina y estimular el consumismo. Una de ellas es la creación de un deseo intenso y una sensación de escasez o exclusividad alrededor de un producto. A través de técnicas como la publicidad persuasiva, la escasez artificial o la creación de una sensación de pertenencia a un grupo selecto, se busca generar una fuerte anticipación y una mayor liberación de dopamina en nuestra respuesta al producto anunciado.

Además, la publicidad recurre a estímulos visuales, sonoros y emocionales para captar nuestra atención y generar una respuesta emocional. Los anuncios utilizan colores llamativos, música pegadiza, imágenes seductoras y mensajes emocionales para activar nuestro sistema de recompensa y motivación. Estos estímulos generan una respuesta dopaminérgica que nos impulsa a buscar la recompensa asociada con el producto anunciado.

Otro mecanismo utilizado por la publicidad es la asociación del producto con experiencias positivas, como la felicidad, el éxito, la belleza o la satisfacción. Al crear un vínculo entre el producto y estas experiencias gratificantes, se busca generar una respuesta emocional positiva y una mayor liberación de dopamina en nuestra respuesta al anuncio. Esta asociación puede influir en nuestra percepción del producto y en nuestra motivación para adquirirlo.

La manipulación de la dopamina en la publicidad también puede llevar a comportamientos de consumo compulsivo o adictivo. La liberación de dopamina asociada con la adquisición de un producto deseado puede generar una sensación de satisfacción instantánea y reforzar el comportamiento de búsqueda y adquisición. Esta dinámica puede llevarnos a adquirir productos de manera compulsiva, sin considerar realmente nuestras necesidades reales o el impacto económico y ambiental de nuestras decisiones de compra.

Es importante ser conscientes de la influencia de la publicidad en la manipulación de la dopamina y desarrollar habilidades críticas para resistir la tentación consumista. Algunas estrategias que pueden ayudarnos incluyen:

Desarrollar un pensamiento crítico: Cuestionar los mensajes publicitarios, analizar los beneficios y consecuencias reales de los productos anunciados y considerar nuestras necesidades reales antes de realizar una compra.

Establecer límites y prioridades: Definir un presupuesto, establecer prioridades claras y resistir la presión de comprar impulsivamente productos que no son necesarios o no se ajustan a nuestras posibilidades económicas.

Practicar el consumo consciente: Reflexionar sobre el impacto de nuestras decisiones de compra en el medio ambiente, en la sociedad y en nosotros mismos. Considerar aspectos como la durabilidad, la procedencia y el proceso de producción de los productos, así como la necesidad real de adquirirlos.

Desconectar de la publicidad: Limitar la exposición a anuncios publicitarios, evitar entornos consumistas y buscar alternativas que promuevan experiencias y valores no basados únicamente en el consumismo.

Cultivar la gratitud y la satisfacción en lo no material: Buscar fuentes de satisfacción y gratificación en experiencias, relaciones interpersonales, hobbies o actividades que no dependan exclusivamente del consumo de bienes materiales.

Cómo desarrollar un consumo consciente y equilibrado frente a la influencia de la dopamina.

En un mundo donde el consumismo se ha convertido en una fuerza dominante, es importante desarrollar un consumo consciente y equilibrado frente a la influencia de la dopamina. La dopamina, un neurotransmisor asociado con la sensación de recompensa y placer, puede desempeñar un papel significativo en nuestras decisiones de compra y en nuestra relación con los bienes materiales. Sin embargo, es crucial encontrar un equilibrio saludable que nos permita disfrutar de las gratificaciones sin caer en patrones de consumo compulsivo o insostenible.

Para desarrollar un consumo consciente y equilibrado, es fundamental tomar conciencia de nuestras motivaciones y necesidades reales. Muchas veces, la búsqueda de recompensas y placeres a través del consumo está impulsada por factores externos, como la publicidad, las expectativas sociales o la presión de grupo. Tomar un momento para reflexionar sobre lo que realmente necesitamos y deseamos nos ayudará a evitar compras impulsivas y a enfocarnos en aquello que realmente nos aporta valor y satisfacción a largo plazo.

Una estrategia importante es establecer límites y prioridades claras. Definir un presupuesto nos permitirá tomar decisiones informadas sobre nuestras compras y evitar gastos excesivos o innecesarios. Además, establecer prioridades nos ayudará a enfocarnos en lo que es realmente importante para nosotros, evitando caer en la trampa de la gratificación instantánea y superficial que a menudo proporciona el consumismo impulsado por la dopamina.

El consumo consciente también implica considerar el impacto de nuestras decisiones de compra en el medio ambiente, la sociedad y nuestro bienestar personal. Al elegir productos, podemos prestar atención a su origen, procesos de producción y materiales utilizados. Optar por opciones sostenibles y éticas nos permitirá alinear nuestro consumo con nuestros valores y contribuir a un mundo más equilibrado y responsable.

La gratitud y el aprecio por lo que ya tenemos son elementos fundamentales en el desarrollo de un consumo consciente. Practicar la gratitud nos ayuda a valorar lo que poseemos y a evitar caer en la trampa de la insatisfacción constante que puede llevarnos a buscar constantemente nuevos estímulos y adquisiciones. Reconocer y valorar lo que ya tenemos nos permite desarrollar una relación más equilibrada y sana con los bienes materiales.

Asimismo, es importante cultivar alternativas al consumo como fuentes de satisfacción y placer. Explorar actividades que nos brinden alegría y bienestar, como el arte, el deporte, la naturaleza, la música o el tiempo con nuestros seres queridos, nos ayudará a encontrar fuentes de gratificación que no dependan exclusivamente del consumo de bienes materiales. Estas experiencias nos brindan una satisfacción más profunda y duradera, y nos permiten alejarnos de la búsqueda constante de recompensas impulsada por la dopamina.

La educación y la conciencia son pilares fundamentales para desarrollar un consumo consciente y equilibrado. Informarnos sobre las prácticas de producción, los impactos ambientales y las implicaciones sociales de los productos que consumimos nos ayudará a tomar decisiones más informadas y responsables. Además, estar conscientes de las estrategias de marketing y publicidad nos permitirá ser más críticos frente a los mensajes persuasivos y a la manipulación de la dopamina en el contexto del consumismo.

Capítulo 11:

Dopamina y la empatía

La empatía, la capacidad de comprender y compartir los sentimientos de los demás, es una habilidad fundamental para nuestras relaciones interpersonales y la construcción de una sociedad empática. Analizaremos cómo la dopamina, un neurotransmisor asociado con la sensación de recompensa y placer, puede influir en nuestra capacidad para sentir empatía hacia los demás.

Además, examinaremos el impacto de la dopamina en la formación de vínculos emocionales y en la promoción de comportamientos pro-sociales.

La relación entre la dopamina y nuestra capacidad para sentir empatía hacia los demás.

La dopamina desempeña un papel importante en nuestra capacidad para sentir empatía hacia los demás. Su liberación en el cerebro puede intensificar nuestras respuestas emocionales y promover comportamientos prosociales. Sin embargo, la relación entre la dopamina y la empatía es compleja y está influenciada por diversos factores genéticos, ambientales y experienciales. Comprender esta relación nos permite desarrollar estrategias para fomentar la empatía y promover una conexión emocional más profunda con los demás, lo que contribuye a construir relaciones más saludables y una sociedad más compasiva.

La empatía, la capacidad de comprender y compartir los sentimientos de los demás, es un componente fundamental de nuestras interacciones sociales. Nos permite conectarnos con los demás, comprender sus experiencias y responder de manera adecuada a sus necesidades emocionales. En este contexto, la dopamina, un neurotransmisor asociado con la sensación de recompensa y placer, desempeña un papel crucial en nuestra capacidad para sentir empatía hacia los demás.

La dopamina está involucrada en la regulación de nuestras respuestas emocionales y en la formación de vínculos afectivos. Cuando nos encontramos en una situación que despierta emociones positivas, como el afecto, la generosidad o la satisfacción de ayudar a los demás, la liberación de dopamina en nuestro cerebro puede intensificar nuestra respuesta emocional y reforzar nuestro comportamiento pro-social.

Numerosos estudios científicos han demostrado que la dopamina está relacionada con la empatía y la capacidad para sintonizar emocionalmente con los demás. Se ha observado que niveles más altos de dopamina se asocian con una mayor respuesta empática hacia el sufrimiento ajeno y una mayor disposición para ayudar a los demás. Esto sugiere que la dopamina puede facilitar nuestra capacidad para sentir empatía y promover comportamientos altruistas.

La conexión entre la dopamina y la empatía se debe en parte a la forma en que la dopamina modula nuestras respuestas emocionales y afectivas. La liberación de dopamina en el cerebro puede aumentar la sensibilidad hacia las emociones de los demás, lo que nos permite captar más fácilmente sus estados emocionales y responder de manera empática. Además, la dopamina puede fortalecer la formación de vínculos emocionales al asociar la presencia de personas queridas o situaciones gratificantes con una mayor liberación de dopamina.

Sin embargo, es importante destacar que la relación entre la dopamina y la empatía es compleja y está influenciada por diversos factores. Por ejemplo, la genética, el entorno social y las experiencias individuales pueden modular la forma en que la dopamina afecta nuestra capacidad para sentir empatía. Algunas investigaciones sugieren que la variabilidad genética en los receptores de dopamina puede influir en la respuesta empática, mientras que la exposición a ambientes estresantes o traumatizantes puede alterar la forma en que la dopamina se relaciona con la empatía.

Además, es importante tener en cuenta que la empatía es una habilidad multidimensional y compleja que involucra no solo la respuesta emocional, sino también la capacidad cognitiva de comprender las perspectivas y los estados mentales de los demás. Si bien la dopamina puede influir en la respuesta emocional, otros neurotransmisores y sistemas cerebrales también están involucrados en la empatía cognitiva, como la oxitocina y la red de neuronas espejo.

La comprensión de la relación entre la dopamina y la empatía tiene implicaciones significativas en diversas áreas, como la psicología, la neurociencia y la promoción de comportamientos prosociales. Comprender cómo la dopamina afecta nuestra capacidad para sentir empatía nos permite desarrollar estrategias para fomentar la empatía y promover la conexión emocional con los demás. Además, esta comprensión puede tener aplicaciones clínicas y terapéuticas, como el tratamiento de trastornos relacionados con la empatía, como el trastorno del espectro autista.

Cómo la dopamina puede influir en nuestras relaciones interpersonales y conexiones sociales.

La dopamina puede influir en nuestras relaciones interpersonales y conexiones sociales. Su liberación en el cerebro puede reforzar nuestra motivación para buscar y mantener relaciones gratificantes, promover la formación de lazos emocionales intensos y promover comportamientos pro-sociales. Comprender esta influencia nos permite tomar decisiones más conscientes en nuestras relaciones, cultivar conexiones sociales satisfactorias y disfrutar de las gratificaciones emocionales que provienen de nuestras interacciones con los demás.

Las relaciones interpersonales y las conexiones sociales son elementos fundamentales en nuestra vida. Nos permiten construir vínculos emocionales, compartir experiencias y brindarnos apoyo mutuo. En este contexto, la dopamina, un neurotransmisor asociado con la sensación de recompensa y placer, desempeña un papel importante en la forma en que nos relacionamos con los demás y establecemos conexiones sociales significativas.

La dopamina está involucrada en la regulación de nuestras respuestas emocionales y en la formación de vínculos afectivos. Cuando experimentamos situaciones gratificantes, como recibir el apoyo de un ser querido o disfrutar de la compañía de amigos, la liberación de dopamina en nuestro cerebro puede intensificar nuestra respuesta emocional y reforzar los lazos emocionales que establecemos con los demás.

Numerosos estudios científicos han investigado la relación entre la dopamina y nuestras relaciones interpersonales. Se ha observado que niveles más altos de dopamina se asocian con una mayor satisfacción en las relaciones, una mayor percepción de apoyo social y una mayor capacidad para establecer y mantener conexiones sociales significativas. Esto sugiere que la dopamina puede influir en nuestra motivación para buscar y mantener relaciones interpersonales gratificantes.

La dopamina también puede influir en nuestra capacidad para formar y mantener lazos emocionales íntimos. Durante las etapas iniciales de una relación romántica o amistosa, la liberación de dopamina en nuestro cerebro puede generar una sensación de euforia y atracción hacia la otra persona. Esta respuesta dopaminérgica refuerza nuestra motivación para establecer un vínculo emocional y puede desempeñar un papel en la formación de lazos emocionales intensos.

Además, la dopamina puede tener un impacto en la forma en que nos relacionamos con los demás a nivel social. La liberación de dopamina en nuestro cerebro puede generar una sensación de recompensa y placer cuando interactuamos con personas que nos resultan agradables o cuando nos involucramos en actividades sociales gratificantes. Esta respuesta dopaminérgica puede reforzar nuestra motivación para buscar interacciones sociales y promover comportamientos prosociales, como la generosidad y la cooperación.

Sin embargo, es importante tener en cuenta que la influencia de la dopamina en nuestras relaciones interpersonales no es absoluta y está mediada por una variedad de factores. Nuestro entorno social, nuestras experiencias pasadas, nuestros valores y nuestras habilidades de comunicación también desempeñan un papel importante en la calidad de nuestras relaciones y conexiones sociales.

La comprensión de cómo la dopamina puede influir en nuestras relaciones interpersonales tiene implicaciones significativas. Nos permite ser conscientes de la influencia de la dopamina en nuestras respuestas emocionales y motivaciones relacionadas con las relaciones interpersonales. Al ser conscientes de esta influencia, podemos tomar decisiones más informadas y conscientes sobre las relaciones que cultivamos y las conexiones sociales que establecemos.

Además, esta comprensión nos permite desarrollar estrategias para fomentar relaciones interpersonales saludables y satisfactorias. Al entender que la liberación de dopamina puede estar asociada con experiencias gratificantes en nuestras relaciones, podemos buscar activamente actividades y comportamientos que promuevan la liberación de dopamina en el contexto de nuestras interacciones sociales. Esto puede incluir actividades como compartir momentos de diversión y alegría con nuestros seres queridos, brindar apoyo emocional y expresar gratitud hacia los demás.

También es importante destacar que el equilibrio en la liberación de dopamina en el contexto de las relaciones interpersonales es fundamental. Un exceso de dopamina puede llevar a comportamientos impulsivos o adictivos en nuestras relaciones, mientras que un déficit de dopamina puede afectar nuestra motivación y disfrute en las interacciones sociales. Encontrar un equilibrio saludable en la liberación de dopamina nos permite disfrutar de las gratificaciones emocionales y establecer conexiones sociales significativas de manera sostenible.

Estrategias para cultivar la empatía y promover relaciones saludables basadas en la dopamina.

Cultivar la empatía y promover relaciones saludables basadas en la dopamina requiere de estrategias conscientes y prácticas que nos permitan conectarnos de manera más profunda con los demás y fomentar la gratificación emocional en nuestras interacciones. A continuación, exploraremos algunas estrategias efectivas para cultivar la empatía y promover relaciones saludables basadas en la dopamina.

Una de las estrategias fundamentales es practicar la escucha activa. La escucha activa implica prestar atención plena y genuina a lo que la otra persona está comunicando, sin interrupciones ni distracciones. Al hacerlo, estamos mostrando un interés real por sus pensamientos, sentimientos y experiencias, lo que crea un ambiente propicio para el desarrollo de la empatía. La escucha activa también implica validar las emociones y perspectivas de la otra persona, lo que fortalece el vínculo emocional y fomenta una mayor comprensión mutua.

Otra estrategia es practicar la empatía cognitiva. La empatía cognitiva implica esforzarnos por comprender las perspectivas y los estados mentales de los demás, incluso cuando no compartimos sus mismas experiencias o emociones. Esto implica ponerse en el lugar del otro y tratar de comprender sus motivaciones, pensamientos y creencias. Al practicar la empatía cognitiva, ampliamos nuestra comprensión de los demás y cultivamos una mayor apertura y tolerancia hacia sus diferencias.

La expresión de gratitud y aprecio también es una estrategia efectiva para promover relaciones saludables basadas en la dopamina. Mostrar gratitud y aprecio hacia los demás por sus acciones, palabras o simplemente por su presencia, fortalece los vínculos emocionales y promueve una respuesta de dopamina positiva tanto en nosotros como en ellos. Además, la expresión de gratitud genera un ambiente de apoyo y reconocimiento mutuo, lo que contribuye a relaciones más saludables y satisfactorias.

Fomentar la colaboración y la cooperación también es esencial para cultivar relaciones saludables basadas en la dopamina. Trabajar juntos en proyectos, metas o actividades comunes nos permite desarrollar un sentido de pertenencia y colaboración, fortaleciendo los lazos emocionales y promoviendo una respuesta de dopamina positiva en el contexto de la cooperación y el logro conjunto. Al colaborar, nos enfocamos en objetivos compartidos y encontramos formas de trabajar juntos en armonía, lo que promueve una mayor conexión y satisfacción en nuestras relaciones.

La práctica de la empatía también implica estar presentes y conscientes en nuestras interacciones. Esto implica apagar las distracciones, como dispositivos electrónicos o preocupaciones personales, y enfocarnos plenamente en el momento presente con la otra persona. Al estar presentes, mostramos un interés genuino y demostramos que valoramos y respetamos a la otra persona, lo que fortalece los vínculos emocionales y fomenta una mayor conexión y empatía.

La autenticidad y la honestidad son fundamentales para promover relaciones saludables basadas en la dopamina. Ser auténticos implica ser nosotros mismos y comunicar nuestros pensamientos, sentimientos y necesidades de manera clara y sincera. Al ser honestos, establecemos una base de confianza en nuestras relaciones, lo que nos permite establecer vínculos emocionales más profundos y fomentar la empatía mutua. La autenticidad y la honestidad también nos permiten establecer límites saludables y comunicar nuestras expectativas de manera clara, lo que contribuye a relaciones más equilibradas y satisfactorias.

Finalmente, es importante cuidar y nutrir nuestras propias emociones y necesidades para promover relaciones saludables basadas en la dopamina. Esto implica practicar el autocuidado, desarrollar una buena autoestima y establecer límites saludables en nuestras relaciones. Al cuidarnos a nosotros mismos, podemos brindar un apoyo emocional más auténtico y satisfactorio a los demás. Además, al establecer límites saludables, nos protegemos de relaciones tóxicas o desequilibradas, promoviendo un ambiente propicio para el cultivo de la empatía y relaciones más saludables.

Capítulo 12:

Dopamina y autogestión

En este Capítulo final exploramos el fascinante tema de la dopamina y la autogestión. La autogestión se refiere a la habilidad de dirigir nuestras propias acciones, emociones y comportamientos de manera consciente y efectiva. Analizaremos cómo la dopamina, un neurotransmisor asociado con la motivación y el placer, puede influir en nuestra capacidad para autogestionarnos y alcanzar nuestros objetivos. Además, examinaremos estrategias prácticas para aprovechar la dopamina de manera saludable y promover una autogestión equilibrada y satisfactoria.

Cómo podemos gestionar de manera consciente la influencia de la dopamina en nuestras vidas.

Podemos gestionar de manera consciente la influencia de la dopamina en nuestras vidas. Desarrollar conciencia, establecer metas realistas, practicar la autorregulación, cultivar la gratitud y el disfrute consciente, establecer límites saludables y buscar apoyo social nos permiten utilizar la dopamina de manera saludable y equilibrada. Al hacerlo, podemos experimentar una mayor satisfacción y bienestar en nuestras vidas, evitando los efectos negativos de una búsqueda constante de recompensas y desarrollando una autogestión consciente y efectiva.

La dopamina es un neurotransmisor poderoso que puede tener un impacto significativo en nuestras vidas. Su influencia en nuestra motivación, placer y búsqueda de recompensas nos impulsa a perseguir nuestros objetivos y experimentar gratificación. Sin embargo, también puede tener efectos negativos si no se gestiona adecuadamente. Afortunadamente, podemos aprender a gestionar de manera consciente la influencia de la dopamina en nuestras vidas y utilizarla de manera saludable y equilibrada.

Una de las primeras estrategias para gestionar la influencia de la dopamina es desarrollar conciencia y comprensión de cómo actúa en nuestro cerebro. Conocer los efectos de la dopamina nos permite ser más conscientes de nuestras respuestas y patrones de búsqueda de recompensas. Podemos identificar qué actividades o estímulos nos generan una liberación excesiva de dopamina y evaluar si esto es beneficioso o perjudicial para nuestra salud y bienestar. Al desarrollar esta conciencia, podemos tomar decisiones más informadas y conscientes sobre cómo nos relacionamos con esos estímulos.

Otra estrategia es establecer metas claras y realistas. La dopamina se libera en respuesta a la consecución de metas y recompensas, por lo que establecer metas nos permite canalizar de manera efectiva la influencia de la dopamina hacia logros significativos. Es importante establecer metas realistas y alcanzables, de manera que podamos experimentar la satisfacción de alcanzarlas sin caer en la frustración o en una búsqueda constante de nuevas recompensas. Al establecer metas significativas, nos enfocamos en el proceso y el crecimiento personal, en lugar de depender exclusivamente de la liberación de dopamina como medida de éxito.

Además, es crucial desarrollar habilidades de autorregulación y autocontrol. La dopamina puede ser un incentivo poderoso para buscar gratificaciones instantáneas, pero aprender a posponer la gratificación y resistir la tentación nos permite tomar decisiones más saludables y sostenibles. Esto implica ser conscientes de nuestros impulsos y emociones, y tomar el tiempo necesario para evaluar las consecuencias a largo plazo de nuestras acciones. Al desarrollar habilidades de autorregulación, podemos gestionar de manera consciente la influencia de la dopamina y tomar decisiones más alineadas con nuestros valores y objetivos.

La práctica de la gratitud y el disfrute consciente también puede ayudarnos a gestionar la influencia de la dopamina. La gratitud nos permite apreciar y valorar las experiencias y logros que ya tenemos, en lugar de buscar constantemente nuevas recompensas. Al practicar la gratitud, podemos cultivar una actitud de satisfacción y plenitud, lo que reduce la dependencia de la liberación de dopamina como única fuente de placer. Asimismo, el disfrute consciente implica saborear y apreciar plenamente las experiencias cotidianas, sin depender únicamente de estímulos novedosos para experimentar placer. Al practicar el disfrute consciente, nos conectamos con el momento presente y valoramos las pequeñas cosas que nos brindan alegría y satisfacción.

La gestión de la influencia de la dopamina también implica establecer límites saludables en nuestras actividades y comportamientos. Es importante reconocer cuándo estamos experimentando una liberación excesiva de dopamina y tomar medidas para equilibrar nuestra vida. Esto puede incluir establecer horarios regulares para actividades placenteras, como el tiempo de ocio, la práctica de hobbies o el ejercicio físico, de manera que no se conviertan en obsesiones que consuman nuestra vida. Además, establecer límites en el uso de dispositivos electrónicos y las redes sociales nos permite reducir la exposición a estímulos constantes que generan una liberación excesiva de dopamina y pueden llevar a comportamientos adictivos.

Por último, el apoyo social y la conexión emocional son fundamentales para gestionar la influencia de la dopamina. Contar con una red de apoyo nos brinda la oportunidad de compartir nuestras experiencias y emociones, y recibir apoyo y perspectivas de personas que nos importan. Al conectarnos emocionalmente con los demás, podemos satisfacer nuestras necesidades de conexión y gratificación emocional de manera saludable, reduciendo la dependencia de la liberación de dopamina como única fuente de satisfacción.

La importancia de establecer límites y mantener un equilibrio saludable en la liberación de dopamina.

Establecer límites y mantener un equilibrio saludable en la liberación de dopamina es fundamental para nuestro bienestar y calidad de vida. Aunque la dopamina desempeña un papel crucial en la motivación, el placer y la búsqueda de recompensas, un exceso o una dependencia excesiva de esta sustancia puede tener efectos negativos en nuestra salud física, emocional y mental. Es por eso que es importante comprender la importancia de establecer límites y mantener un equilibrio saludable en la liberación de dopamina.

En primer lugar, establecer límites en la liberación de dopamina nos ayuda a evitar comportamientos adictivos y compulsivos. Cuando experimentamos una liberación excesiva de dopamina debido a ciertas actividades o sustancias, como el uso excesivo de redes sociales, el juego compulsivo o el consumo de drogas, podemos desarrollar una dependencia y perder el control sobre nuestros propios comportamientos. Establecer límites nos permite tomar el control de nuestras acciones y evitar caer en patrones adictivos que pueden afectar negativamente nuestra vida y relaciones.

Además, mantener un equilibrio saludable en la liberación de dopamina nos permite disfrutar de una mayor satisfacción y apreciación de las experiencias cotidianas. Si nos acostumbramos a buscar constantemente nuevas experiencias o recompensas para estimular la liberación de dopamina, podemos caer en un ciclo de insatisfacción constante. En lugar de valorar y disfrutar las pequeñas cosas de la vida, nos volvemos dependientes de estímulos externos para experimentar placer. Mantener un equilibrio saludable nos permite encontrar satisfacción en las experiencias más simples y cotidianas, y cultivar una actitud de gratitud y apreciación por lo que tenemos en lugar de buscar constantemente algo nuevo.

Asimismo, establecer límites en la liberación de dopamina nos ayuda a mantener un enfoque y una productividad saludables. La dopamina está estrechamente relacionada con la motivación y el impulso de buscar recompensas. Si nos dejamos llevar por la liberación de dopamina sin límites, podemos dispersarnos fácilmente y perder de vista nuestras metas y responsabilidades. Establecer límites nos permite gestionar nuestra energía y enfoque de manera más efectiva, evitando distracciones y manteniendo una mayor productividad en nuestras actividades diarias.

Mantener un equilibrio saludable en la liberación de dopamina también es esencial para cuidar nuestra salud emocional y mental. Un exceso de dopamina puede desencadenar estados de excitación y euforia, pero también puede llevar a altibajos emocionales y problemas de salud mental, como la ansiedad o la depresión. Establecer límites nos permite regular nuestras emociones y mantener una estabilidad emocional más saludable. También nos permite cuidar nuestra salud mental al evitar comportamientos que puedan poner en riesgo nuestra estabilidad emocional y bienestar psicológico.

Otro aspecto importante de establecer límites en la liberación de dopamina es preservar nuestras relaciones y conexiones interpersonales. Cuando nos obsesionamos con la búsqueda constante de recompensas y experiencias placenteras, podemos descuidar nuestras relaciones y compromisos sociales. Establecer límites nos ayuda a priorizar nuestras relaciones y dedicar tiempo y atención a las personas que nos importan. Al hacerlo, fortalecemos nuestras conexiones emocionales y promovemos relaciones más saludables y significativas.

Por último, establecer límites y mantener un equilibrio saludable en la liberación de dopamina nos permite desarrollar una mayor autogestión y autorregulación. Al tomar el control de nuestra relación con la dopamina, podemos tomar decisiones más conscientes y alineadas con nuestros valores y objetivos. Podemos evaluar críticamente las actividades y estímulos que nos generan una liberación excesiva de dopamina y decidir si son realmente beneficiosos y saludables para nosotros. Al establecer límites, nos empoderamos para tomar decisiones que promuevan nuestra salud y bienestar a largo plazo.

Reflexiones finales sobre cómo aprovechar de manera positiva el poder de la dopamina en nuestra vida.

Como ya hemos estudiado, la dopamina es un poderoso neurotransmisor que desempeña un papel fundamental en nuestras vidas. Su influencia en nuestra motivación, placer y búsqueda de recompensas puede ser tanto beneficiosa como desafiante. A lo largo de este libro, hemos explorado en profundidad la dopamina y cómo influye en diversas áreas de nuestra vida, desde el amor y las relaciones hasta el éxito profesional y la toma de decisiones. Ahora, en estas reflexiones finales, vamos a examinar cómo aprovechar de manera positiva el poder de la dopamina en nuestra vida.

En primer lugar, es importante reconocer y valorar el papel que desempeña la dopamina en nuestra motivación y búsqueda de logros. La dopamina nos impulsa a establecer metas y perseguirlas con determinación. Nos proporciona la energía y la motivación necesarias para superar obstáculos y alcanzar nuestros objetivos. Al reconocer y aprovechar este impulso, podemos utilizar la dopamina como un motor para el crecimiento personal y el logro de nuestras aspiraciones. Sin embargo, es esencial establecer metas realistas y equilibrar nuestra búsqueda de recompensas con la satisfacción de los logros alcanzados, evitando caer en una dependencia constante de nuevas recompensas.

Además, la dopamina también juega un papel importante en nuestra capacidad para experimentar placer y gratificación. Nos impulsa a buscar nuevas experiencias placenteras y nos proporciona una sensación de recompensa cuando las encontramos. Para aprovechar de manera positiva este poder, es fundamental desarrollar un enfoque consciente y equilibrado hacia el placer. En lugar de depender exclusivamente de estímulos externos para experimentar gratificación, podemos cultivar una actitud de gratitud y apreciación por las experiencias cotidianas. Aprender a encontrar satisfacción en las cosas simples de la vida nos permite disfrutar de un mayor nivel de bienestar y felicidad.

La dopamina también desempeña un papel en nuestras relaciones interpersonales y conexiones sociales. Nos impulsa a buscar vínculos emocionales y a experimentar empatía hacia los demás. Para aprovechar de manera positiva este aspecto, es importante desarrollar habilidades de escucha activa, empatía y comunicación efectiva. Al hacerlo, podemos fortalecer nuestras relaciones y promover una mayor conexión y comprensión mutua. Además, establecer límites saludables en nuestras interacciones sociales nos permite cuidar nuestras propias necesidades y establecer relaciones equilibradas y satisfactorias.

El autoconocimiento es otro aspecto clave para aprovechar de manera positiva el poder de la dopamina. Conocer nuestros propios patrones de búsqueda de recompensas y cómo la dopamina nos afecta nos permite tomar decisiones más informadas y conscientes. Podemos identificar qué actividades o estímulos nos generan una liberación excesiva de dopamina y evaluar si eso es beneficioso o perjudicial para nuestra salud y bienestar. Al desarrollar esta conciencia, podemos elegir de manera más consciente cómo nos relacionamos con esos estímulos y establecer límites saludables.

Además, es fundamental cultivar la autogestión y el autocontrol para aprovechar de manera positiva el poder de la dopamina. Aprender a posponer la gratificación, resistir la tentación y regular nuestras emociones nos permite tomar decisiones más saludables y sostenibles. La autorregulación nos ayuda a evitar comportamientos impulsivos o adictivos y nos permite mantener un equilibrio saludable en la liberación de dopamina. Al desarrollar estas habilidades, podemos tomar decisiones más conscientes y alineadas con nuestros valores y objetivos, y vivir una vida más equilibrada y satisfactoria.

Conclusión

A lo largo de este libro hemos explorado en profundidad el fascinante mundo de la dopamina y su influencia en nuestra vida diaria. Hemos comprendido cómo este neurotransmisor desempeña un papel crucial en nuestra motivación, placer, búsqueda de recompensas y muchas otras funciones importantes de nuestro organismo.

Hemos aprendido que la dopamina puede ser un poderoso aliado en nuestro camino hacia el éxito y la autorrealización. Su capacidad para impulsarnos a establecer metas, perseverar en la búsqueda de logros y experimentar satisfacción nos impulsa a superarnos y alcanzar nuestro potencial. Sin embargo, también hemos descubierto los desafíos que pueden surgir cuando la influencia de la dopamina no se gestiona adecuadamente, como la posibilidad de caer en comportamientos adictivos, decisiones impulsivas o relaciones desequilibradas.

Es esencial comprender que la dopamina no es buena ni mala en sí misma. Su influencia depende de cómo la canalizamos y gestionamos en nuestra vida diaria. Por lo tanto, es importante desarrollar una conciencia profunda sobre nuestros propios patrones de búsqueda de recompensas, emociones y comportamientos. Conocer cómo la dopamina nos afecta nos brinda una ventaja invaluable para tomar decisiones más informadas y conscientes.

Hemos reflexionado sobre la importancia de establecer límites y mantener un equilibrio saludable en la liberación de dopamina. Aprender a regular nuestras emociones, resistir la tentación y tomar decisiones basadas en nuestros valores y objetivos nos permite gestionar de manera consciente su influencia en nuestra vida. Establecer metas realistas, cultivar la gratitud y el disfrute consciente, mantener relaciones saludables y buscar el apoyo social son estrategias clave para mantener un equilibrio saludable y aprovechar de manera positiva el poder de la dopamina.

Este conocimiento sobre la dopamina nos brinda una oportunidad única para mejorar nuestra toma de decisiones, relaciones y bienestar general. Nos capacita para comprender mejor nuestros propios comportamientos y los de los demás, y nos ayuda a predecir y regular nuestro comportamiento de una manera más efectiva.

Por lo tanto, quiero hacer un llamado a utilizar este conocimiento de manera sabia y responsable. Utilicemos la influencia de la dopamina como una herramienta para crecer, aprender y alcanzar nuestros objetivos, pero siempre manteniendo un equilibrio saludable y consciente. Reflexionemos sobre cómo la dopamina impacta nuestras decisiones, relaciones y emociones, y hagamos ajustes si es necesario. Busquemos la autorregulación y el bienestar general en lugar de depender exclusivamente de la gratificación instantánea y la búsqueda constante de nuevas recompensas.

En última instancia, comprender la influencia de la dopamina en nuestra vida diaria nos brinda la oportunidad de vivir una vida más plena y satisfactoria. Nos capacita para tomar decisiones más conscientes, cultivar relaciones más saludables y disfrutar plenamente de las experiencias cotidianas. Así que sigamos explorando y aprendiendo sobre la dopamina, aprovechemos su poder de manera positiva y

construyamos una vida en equilibrio, bienestar
y crecimiento constante.

OTRAS OBRAS DEL AUTOR

- Hábitos que resaltan tu personalidad

- 13 Hábitos de la gente altamente eficiente

- En busca de la Superación Personal

- Cómo y porqué aprender a sublimar tazas y thermos

- Como Crear un huerto para cultivos en casa

- The habit of Listening

- 13 Habits of highly efficient people

- Habits that highlight your personality

- Turismo de salud y bienestar

- Economías naranja

- Cuándo buscar consejería matrimonial

- La Inteligencia artificial al servicio de la humanidad

- Terapia de pareja cognitivo-conductual (TCC)

- Construye tu imagen de marca como autor

- Paz interior mediante meditación

- El Poder de los Hábitos Cotidianos

- Pasos para que sucedan cosas buenas

- Los Secretos de los millonarios

- Caminando con Cristo

- Plantar, Regar y Esperar en Dios

- Evangelismo- Un Viaje Espiritual

- Cómo ser autodidacta

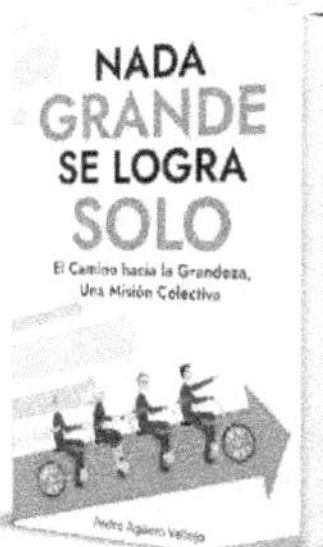

NADA
GRANDE
SE LOGRA
SOLO
El Camino hacia la Grandeza,
Una Misión Colectiva
Pedro Agüero Vallejo

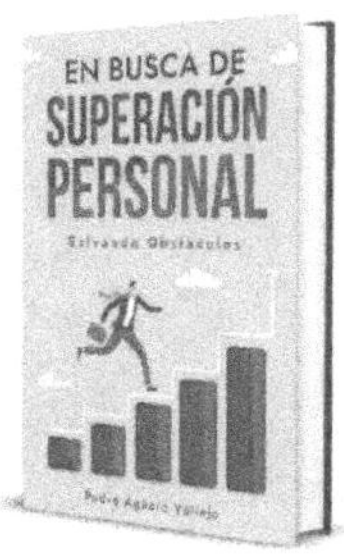

EN BUSCA DE
SUPERACIÓN
PERSONAL
Salvando Obstáculos
Pedro Agüero Vallejo

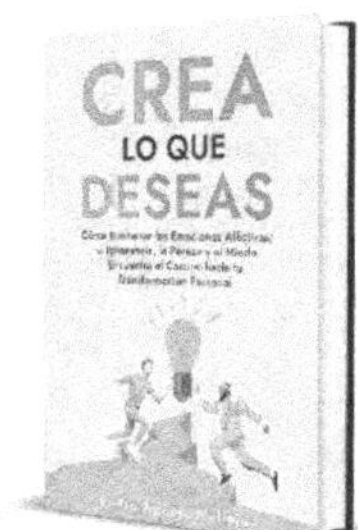

CREA
LO QUE
DESEAS

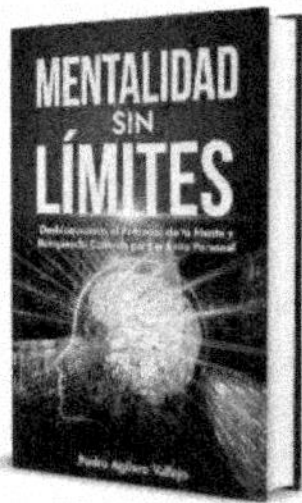

MENTALIDAD
SIN
LÍMITES
Pedro Agüero Vallejo

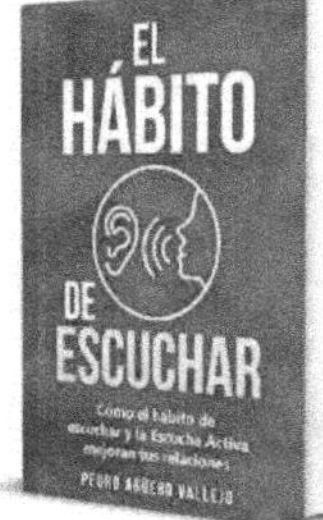

EL
HÁBITO
DE
ESCUCHAR
Cómo el hábito de
escuchar y la Escucha Activa
mejoran tus relaciones
PEDRO AGÜERO VALLEJO

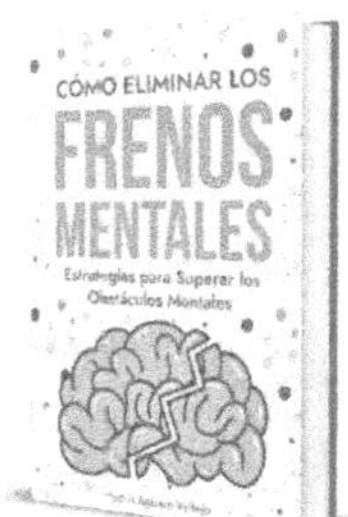

CÓMO ELIMINAR LOS
FRENOS
MENTALES
Estrategias para Superar los
Obstáculos Mentales
Pedro Agüero Vallejo

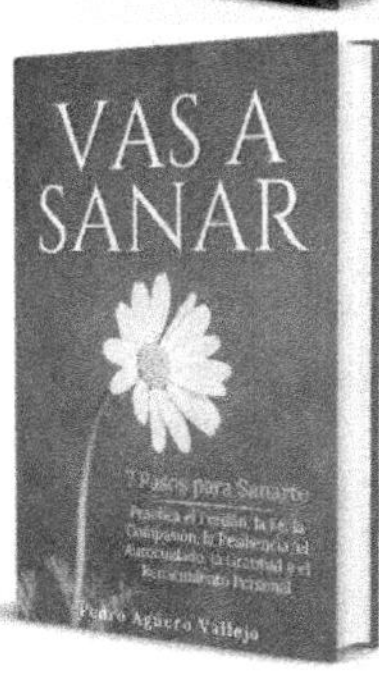

VAS A
SANAR
7 Pasos para Sanarte
Pedro Agüero Vallejo

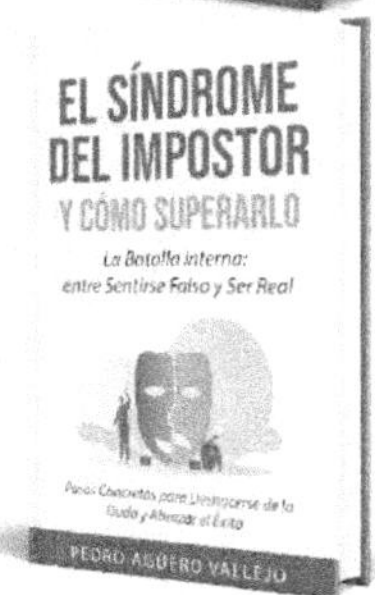

EL SÍNDROME
DEL IMPOSTOR
Y CÓMO SUPERARLO
La Batalla interna:
entre Sentirse Falso y Ser Real
Pasos Concretos para Liberarse de la
Duda y Alcanzar el Éxito
PEDRO AGÜERO VALLEJO

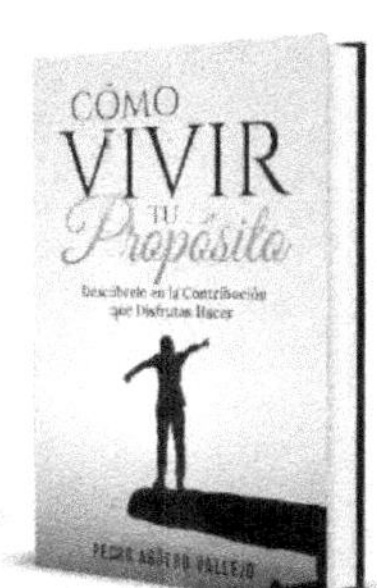

CÓMO
VIVIR
TU
Propósito
Descúbrelo en la Contribución
que Disfrutas Hacer
PEDRO AGÜERO VALLEJO